医療心理学を考える

カウンセリングと医療の実践

松田 真理子 著

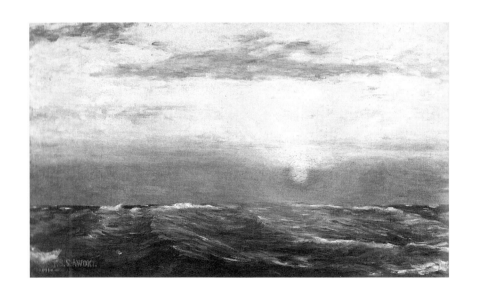

晃洋書房

扉図版「朝日」
青木繁,1910年

まえがき

　本書は第1章「医療心理学を通じて培うもの」から第14章の「ターミナルケア」まで医療領域における様々な視点から人間にとって医療とは何か，命とは，病とは，生きる，死ぬとはどういうことなのか，という根本的な課題を扱っている．痛みの意味，総合診療における心理療法，統合失調症，躁うつ病，ハンセン病，再生医療，生殖医療，遺伝カウンセリング，早期精神病予防，ターミナルケアなど，医療の様々な側面におけるトピックスに目を向け，各医療領域における概要をまず紹介し，私なりの視座を呈示している．さらに無縁社会，スティグマ，マザー・テレサの活動，遠藤周作の『深い河』からみる日本人の死生観，宗教とスピリチュアリティ，マリアとブラックマリアの相補性，金閣寺放火僧と精神鑑定など医療領域と隣接する分野にも視点を拡げ，現代社会が抱えている様々な課題を挙げ，「健やかであること」「病むこと」「人間存在」について読者の皆様が筆者と共に考えて下さるように願いながら綴った．

　現代を生きる日本人の中で医者の世話になったことが一度もない人は恐らく皆無に近いのではないだろうか．頭痛や腹痛があれば内科，子どもの具合が悪ければ小児科，歯が痛ければ歯科，怪我をすれば外科，と専門領域の医師のもとで治療を受けることができる恵まれた環境の中で私たちは生きている．病気や怪我は回復し，元通りの生活に戻ることができる場合もあれば，長年に亘る闘病，あるいは命の終わりと直面することを余儀なくされる場合もある．第14章の「ターミナルケア」の冒頭で触れたように私は2008年に母を肺がんで亡くした．最も身近な存在の母の命に限りがあるという現実を受け入れていくことは極めて困難なことであった．母の肺がん闘病の間，私は1日でも，1時間でも，1分でも長く母がこの世に存在していてくれることを切望し，できうる限りの治療を主治医にお願いした．一方で，積極的治療を継続し続けることが母にとって本当に望ましいことなのかどうかという問いが頭を過ぎり，私の心の中にせめぎ合いが起こった．本人の「生きたい」という思い，周囲の「生きていてほしい」という思いがどんなに強くても，肉体的終焉が必ず訪れるという

厳粛な事実をいかに静かに受け入れていくことができるかは私たちが常に考え続けねばならない課題の1つであろう．

　命とは何かということを考える上で，動物の医療を巡る話をさせていただくことにする．両親は大の動物好きであり，私が幼い頃より，我が家では犬やウサギ，チャボ，ウズラ，蚕，猫などたくさんの動物を飼ってきた．母が亡くなった後，私は母が拾って大切に育てていた雌猫を母に代わって大切に飼ってきた．器量がとても良い猫だったので父が「器量よし」という名前をつけ，我々は「器量ちゃん」と呼んできた．その猫も今年2月に18歳で永眠した．猫の18歳は人間でいえば90歳近いと推測されるので寿命は十分に全うしたと考えられる．器量ちゃんは昨年12月に体調を崩し，獣医に診てもらったところ，腎不全と診断され点滴治療を続けてきた．1月初旬に突然，器量ちゃんは部屋の中を徘徊し出した．ぐるぐるぐるぐると部屋の中の徘徊が1時間ほど続いた後，今度は激しい痙攣発作が起きた．手足をばたつかせ，まるで泳いでいるかのような動きを果てしなく続けていた．私が器量ちゃんを抱きしめるとその時は手足のばたつきが収まるが，抱くのをやめて寝床に置くと再び手足をばたつかせた．私は器量ちゃんに添い寝しながら見守り続けたが一晩中手足の痙攣は続いた．明け方には痙攣は収まったが虫の息となり，私は覚悟を決めて見守っていた．するとややあってあれほど衰弱していたにもかかわらず，突然，起き上がり，自分で水を飲もうとしたのである．急いで水の入っている容器を口に近づけると少しずつではあったが水を飲んでくれた．その後，獣医に注射を打ってもらい，数時間すると瀕死の状態から生還し，餌を食べたり水を飲んだりすることができるほど回復した．その後，驚異的に回復したが，2週間ぐらいすると，再び痙攣発作がぶり返した．2度目の長時間に亘る痙攣発作にも拘わらず，器量ちゃんは再び生還した．まさに瀕死の状態であったにもかかわらず「器量ちゃん，器量ちゃん！」と必死に呼び続けた私たち家族の思いに健気にも応えてくれたのだと思った．あの世に行きかけては生還し，またあの世に行きかけては生還してくれる命の営みの中に器量ちゃんの生きようとする本能的な側面と，限界が来ている肉体とのせめぎ合いがあることを私は目の当たりにした．さらに器量ちゃんを見守りながら，人間と動物を超えた生命体としての強い繋がりを実感させてもらった．現代の動物医療は人間の医療と比肩しうるほどの高度

な技術と治療法があり，飼い主が希望すれば獣医師は望みうる限りの施療をしてくれる．器量ちゃんも集学的な点滴治療や注射によって延命できたことは間違いない．猫とは言え，紛れもない家族の一員であるので，できる限りの治療を望んだし，1日でも長くこの世にいてほしかった．同時に，あの世に行きかけているにも拘わらず最先端の治療によって繰り返し生還する器量ちゃんの姿を見ながら，集学的治療は私の自己満足であって器量ちゃんにとってはかえって残酷で迷惑なことなのではないだろうかという考えが何度も頭を過ぎった．

　これらの経験も踏まえ，本書には私の肉声が多分に盛り込まれている．その肉声を通して読者の皆様が医療領域において我々現代人が直面している課題について再考し，自分なりの考えや価値観を構築していただくきっかけとなれば幸いである．

　平成28年4月14日

松田真理子

目　次

まえがき

第1章　医療心理学を通じて培うもの……………………… 1
　はじめに　(1)
　1　医学的心理学史　(1)
　2　病とは何か，健康とは何か　(7)
　3　正常な体験と異常な体験は非連続なものか，
　　　連続性があるのか？　(9)
　おわりに　(11)

第2章　痛みとはなにか…………………………………… 14
　はじめに　(14)
　1　心の痛みと身体の痛みは分けられるか？　(14)
　2　痛みの不思議　(15)
　3　痛みの神経学的基盤　(16)
　4　痛みの意味　(16)
　5　条件付け　(17)
　6　プラセボ　(18)
　7　心理療法とプラセボ　(19)
　8　痛みと向き合う　(20)
　おわりに　(20)

第3章　総合診療とは何か，病院における臨床心理士の役割… 22
　はじめに　(22)
　1　総合診療とは　(22)

2　総合診療における心理的問題　(23)
　3　必要な心理臨床の観点と技術　(23)
　4　治療方法の選択　(25)
　5　臨床心理学からの啓発　(25)
　6　臨床心理学と実証医学のパラダイム　(26)
　7　現場に身を置く意味　(26)
　　　　──場所の知──
　8　心理療法家に期待される役割　(27)
おわりに　(29)

第4章　統合失調症について　31

はじめに　(31)
　1　統合失調症の特徴　(32)
　2　統合失調症の診断基準　(34)
　3　症状の特徴　(37)
　4　統合失調症の下位分類　(39)
　5　成　　因　(40)
　6　治　　療　(41)
おわりに　(44)

第5章　躁うつ病について　47

はじめに　(47)
　1　躁うつ病概念　(47)
　2　躁うつ病の実態　(49)
　3　症　　状　(50)
　4　原因と誘因　(51)
　5　パーソナリティ特徴　(52)
　6　薬　物　療　法　(53)
　7　躁うつ病に対する対応　(54)

8　笠原・木村（1975）の多軸診断の試み　(55)
　　9　面　　接　(55)
　　10　自殺予防のために　(59)
　おわりに　(61)

第6章　再生医療・先端医療の功罪　……………………………… 63
　はじめに　(63)
　　1　先端医学は人のあり方を変えるか　(63)
　　2　科学の進歩とパラダイムの変化　(65)
　　3　生殖工学にまつわる危険　(66)
　　4　再生医学のもたらすもの　(68)
　おわりに　(69)

第7章　遺伝カウンセリングと無縁社会　………………………… 71
　はじめに　(71)
　　1　遺伝カウンセリングとは　(71)
　　2　病院の遺伝子診療部での遺伝カウンセリング　(72)
　　3　遺伝／遺伝子にまつわるテーマ　(72)
　　4　遺伝カウンセリングにおけるテーマ　(74)
　　5　遺伝カウンセリングと心理臨床　(75)
　　6　無　縁　社　会　(76)
　　7　高齢者の社会的な老化　(78)
　おわりに　(79)

第8章　宗教とスピリチュアリティ（霊性）……………………… 81
　　　　　——「人魚姫」「軽いお姫さま」を通しての検討——
　はじめに　(81)
　　1　スピリチュアリティとは　(81)
　　2　生命の誕生　(83)

3　人間と宗教　*(83)*
　　4　アンデルセンの「人魚姫」　*(85)*
　　5　フィリップ・K・ディックのSF物語「まだ人間じゃない」　*(86)*
　　6　ジョージ・マクドナルドの「軽いお姫さま」　*(87)*
　おわりに　*(88)*

第9章　早期精神病予防について ……………………………… *91*
　はじめに　*(91)*
　　1　アットリスク精神状態群のカウンセリングがめざすもの　*(93)*
　　2　クライアントの背景　*(94)*
　　3　カウンセリングのプロセス　*(94)*
　　4　カウンセリングを振り返って　*(99)*
　おわりに　*(106)*

第10章　マザー・テレサによる「死にゆく人々」の看取りと遠藤周作の『深い河』 ……………………………… *109*
　はじめに　*(109)*
　　1　マザー・テレサ　*(109)*
　　2　絶望の淵を歩むとも，自分を見捨てない存在がある　*(111)*
　　　　──遠藤周作『深い河』を通して──
　　3　病いによって啓(ひら)かれる眼　*(111)*
　　4　いと小さきものの温もり　*(112)*
　　5　人肉喰いは罪か　*(113)*
　　6　病苦の中に神が宿る　*(114)*
　おわりに　*(115)*

第11章　ハンセン病を生きる ……………………………… *117*
　はじめに　*(117)*
　　1　ハンセン病　*(119)*

2　ハンセン病の歴史　(*121*)
　　3　差別・偏見　(*122*)
　　4　「風倒木」　(*124*)
　　5　なぜ私たちでなくあなたが？　(*125*)
　おわりに　(*126*)

第12章　金閣寺放火僧における火の意味 …………… *128*
　はじめに　(*128*)
　　1　「火」についての概観　(*129*)
　　2　林養賢の生涯　(*132*)
　　3　林の精神内奥に対する考察　(*140*)
　おわりに　(*146*)

第13章　マリアとブラックマリア …………… *149*
　　――処女性と大地母神――
　はじめに　(*149*)
　　1　マリアの生涯　(*149*)
　　2　マリアの教義の変遷　(*152*)
　　3　黒いマリア　(*155*)
　　4　世界史の背景　(*160*)
　　5　マリアに付与されたイメージ　(*164*)
　　6　臨床現場におけるマリアとブラックマリア　(*166*)
　おわりに　(*168*)

第14章　ターミナルケア …………… *170*
　はじめに　(*170*)
　　1　ターミナルケアと生命の質（QOL）　(*172*)
　　2　末期患者の症状　(*175*)
　　3　死に至る患者の心理的経過　(*178*)

4　病名告知　（178）
　　　5　チーム医療　（179）
　　おわりに　（181）

初出一覧　（183）
あとがき　（185）
人名索引　（189）
事項索引　（192）

第1章　医療心理学を通じて培うもの

はじめに

「臨床心理学」という学問が日本で台頭してきたのは1970年代からであり，「臨床心理学」という学問がどのような軌跡をたどり，発展していくかは，今後の「人間のあり方」と密接に関連していると言っても過言ではないだろう．人間は社会の様々な影響を直接的，間接的に受けることにより生きている存在である．家庭環境，教育環境や経済状況，少子高齢化社会，医療制度なども含む社会情勢，果ては国際政治によって突きつけられる世界に対しての日本のあり方など，巨視的な観点からの影響と同時に，そのような社会の中で生きて行く人間1人ひとりの個別な心のあり方の双方を視野に入れていく必要性がある．

西洋医学の歴史は「医学の父」と仰がれた紀元前5世紀のギリシャの医聖ヒポクラテス（Hippocrates, BC466-377）をもって嚆矢とする．古代より病に対して様々な療法が案出され，現代に至っている．本章では，医療や精神医学の歴史を概観し，医療の歴史的な流れに対する視座を開き，「病むこと」と「健やかであること」について考える素材を，引用文献をもとに提示したい．様々な引用文献を使用するが，ジルボーグ(Zilboorg, G.)の『医学的心理学史』(1941)を中心に参照していく．

1　医学的心理学史

ジルボーグによると，身体医学の歴史は「助け」を求める患者の要求そのものが医師という存在を現出せしめたという．それに対し，精神医学の歴史は患者自らが助けを求めるというよりも，医師が精神的不調に苦しむ患者の姿を見出したことによって始まった．よって「身体医学」は患者からの要求によって

誕生したのに対し,「精神医学」は医師が主体的に誕生させたと考えることができる. 両者は人間にとって不可欠な実践的学問であるにも拘わらず, 非常に残念なことに「身体医学」と「精神医学」の間には常に「強く根深い敵対心」, 深い溝があったとジルボーグは解説している.

　デカルト[4)](Descartes, R.)が『方法序説』(1636)を執筆し, 現実空間に延長を有する身体(もの)の存在と延長を有しない精神(こころ)の存在を分けて心身二元論を提唱したことは余りにも有名である. この心身二元論によって合理的精神, 科学的視点による真理の探求に拍車がかかり, 人類は科学技術の進歩により便利で安寧な日常生活を享受するに至った. 現代医学もこの心身二元論の恩恵に浴している面が多々ある. しかし峻厳な心身二元論は人間のこころと肉体が密接に結びついているという現実を置き去りにしてしまい, 心身二元論では説明のつかない様々な事象が棚上げになってしまうという事態をも招来した.「デカルト的視点」とは「我思うゆえに我あり」に代表される「自己の析出」を意味し,「自」と「他」を峻別するものである. この「自己の析出」こそが,「人間」という存在を生み出したと同時に「統合失調症」に代表されるような近・現代の宿痾を生んだとも考えられる. デカルトが心身二元論を世に問うてから, 近代精神医学の父と呼ばれるクレペリン[10)](Kraepelin, E.)(1899)によって「ディメンチア・プレコックス dementia preaecox(早発性痴呆)」という名称が提唱されたのは, 予定調和説のように思える. その後, ブロイラー[2)](Bleuler, E.)(1911)により「スキゾフレニー Schizophrenie」という疾患名が呈示された. 秋元[1)](2002)は, 日本においては日本精神神経学会が設置した林道倫を筆頭とする「精神医学用語統一委員会」が1937年に,「精神分裂病」という疾患名の使用を提示した述べている. その後, この名称は社会的文脈の中で時間がたつとともに手垢にまみれてしまい, 一度, 病名を宣告されるや, あたかも人外のものとされかねない烙印にも等しい「精神分裂病」という忌まわしい名称に墜ちてしまった. そのためその名称に対する異議申し立てが患者やその家族から提出され, 2002年に「統合失調症」という名称変更がなされた. 内海[16)](2003)はこの名称変更は単なる病名変更ではなく,「精神分裂病」と「統合失調症」は別の病態を示している可能性があるとし,「精神分裂病」の消滅と近代の終焉を示唆しているのではないかと指摘している. さ

らに内海は「分裂病とは近代の中で可能となり，同時に近代の終焉をしるしづけるものである」と述べ，近代の幕開けは透視図法，すなわち遠近法の発明とともに切り開かれたとしている．遠近法は，空間の徹底的な数学化をもたらし，空間は等質的な相貌を現し始める．それはあまねく視線が行き渡り，支配していること，全てを見通す超越的な神の視点に通じる．遠近法は近景と背景が整合性をもって配置され，ある中心点があたかも扇の要のようになり，全ての方向へと均等に広がる線を束ねている．

　世界的に著名な絵画の1つであるレオナルド・ダ・ヴィンチの「最後の晩餐」は，一点透視図法を駆使した名画であると言われている．「最後の晩餐」は，キリストが自分の死を弟子達に予告し，キリストのその言葉に弟子達が畏れおののく瞬間を捉えた場面を描いている．この絵における一点透視図法の消失点は，中央にいるキリストの向かって左のこめかみの位置にあり，そこを扇の要として絵画全体に人物や背景が放射線状に配置されている．キリストが人類の原罪を背負って磔の刑にかけられる前夜の晩餐の席で，神の子としてのキリストと十二使徒を一点透視図法という手法を用いて描いたということ自体に，天才レオナルドが神というテーマそのものを遠近法という手法に乗せたアナロジーを感じることができるのではないだろうか．

　遠近法には整合性が伴い，「中心」が存在する．その「中心」は全てを見通す「唯一神」の眼と通底している．一方，遠近法が登場する以前の絵には，複数の視点が混在している，という現象は，「唯一神」の眼による支配ではなく，「複数神」の眼による世界，多神教的世界の表出でもあると思われる．それは遠近法がそれ以前の複数の視点を持つ絵画表現よりも優れているという意味ではなく，「視点」がどこにおかれているか，という問題につながるのではないだろうか．日本における「中心のなさ」は河合[9]（1982）の「日本社会における中空構造」理論とも繋がると思われる．

　話を医療の歴史に戻そう．エレンベルガー[5]（Ellenberger, H. F.）（1970）は，古代においては心身が異常になる要因として，①病気というものが身体へと侵入すること，②魂が行方不明になること，③悪霊の侵入，④タブーを破ることによる心身の不調，⑤呪術をかけられることなどを挙げており，狂気を治す役割は主として宗教的指導者が担っていたという．世界三代宗教の1つで

あるキリスト教の聖典である聖書には奇跡による治癒の場面が度々展開する．新約聖書にはイエス・キリストが悪霊を取り払い，人々の病を治す場面がしばしば描かれている．さらに，古代エジプトにおいては，心身の不調に対しては，神殿で眠ることが主な治療方法と考えられ，実践されていた．同時に古代エジプトでは芸術的活動，気晴らし運動，音楽やダンスに興じることが治療方法として取り入れられていたという．それらは現代においても描画やコラージュなどをはじめとする芸術療法や，音楽療法，ダンス療法などの形で連綿と受け継がれていると考えることができるだろう．古代ギリシャにおいても，古代エジプトと同様に，医神アスクレピオスの神殿に参篭し「夢」を見ることにより，病が治ると考えられ，実践されていた．さらに，入浴，ダイエット，歩くこと，乗馬などの気晴らしの鍛錬が推奨されていたという．身体を清潔に保ち，肥満を防ぎ，適度な運動を行うという健康法が古代より現代に至るまで，引き継がれてきていると考えることができる．すなわち，遥か数千年前に実践されていた治療技法の叡知は現代の治療現場においても連綿と引き継がれているのである．

　先にも述べたように，古代社会においては，心の病は悪霊の侵入が1つの原因だと見なされ，宗教家がその治療に当たっていた．しかし，紀元前5世紀にヒポクラテスが登場し，彼は初めて「精神の病」を宗教から医学の問題として捉えなおしたことに最大の功績があると言われている．ヒポクラテスは心の病は血液，黄胆汁，黒胆汁，粘液の4つの体液のバランスの崩れからくると考えた．「血液」は「楽天的」，「黄胆汁」は「気難しさ」，「黒胆汁」は「憂うつ」，「粘液」は「鈍重」に対応すると考えられていた．そして，彼はそのアンバランスから出来するものとして，狂躁病（mania），うつ病（melancholia），精神錯乱（phrenitis）を挙げている．さらにヒポクラテスは心や意識，知的活動，情緒は脳の部位で行われると考えた最初の人でもある．それ以前は「こころ」は心臓にあると考えられていた．ヒポクラテスは現在を遡る2500年前に精神活動と脳を結び付けて考えたのであるが，脳に着目する研究は現代社会においても益々盛んになっている．実際に私たちは日常生活において「こころ」を脳と結びつけて考えているだろうか？　何の根拠もなく，証明もできないにも拘わらず，「こころ」は古代の人々が考えていたのと同様に，胸の辺り，心臓の辺

りにあるような感覚を抱く人は案外と多いのではないだろうか．さらに，東洋医学には，臓器と感情の関係性を対応させる考え方がある．松本（1983）は心臓には「喜び」，肺には「悲しみ」，脾臓には「思い」，肝臓には「怒り」，腎臓には「恐れ」が対応すると解説している．東洋医学における人間の感情と臓器との対応関係の図式にも非常に興味深い知見を読み取ることができるのではないだろうか．[11]

　ヒポクラテスの後を受けて，ガレーノス（Galenos, 130-200）が活躍をした．彼は2世紀に活躍した医師，生理学者であり，史上初の解剖学書を書いた．昔の歴史家は，ガレーノスを「ヒポクラテス後の最大の医家，哲学者，文法学者」と呼んでいる．ガレーノスは彼以前の先輩達によって蓄積された医学的知識を集大成し，自分自身の観察でこれを一層豊かなものとし，1つの医学体系を創造した．しかし，彼の死後，その業績を引き継ぐ後継者は途絶え，ガレーノスの死とともに精神医学は大いなる衰退をしたのである．

　そして，ローマ時代が到来するが，ヒポクラテスが精神の病を神学から切り離した功績も空しく，再び精神病は悪魔憑きという考え方に逆戻りした．さらに中世のキリスト教を中心とする宗教は，精神病は悪魔がとり憑いたものという考えを定着させた．その最たるものが「鬼神論への降伏」であり，15世紀のヨーロッパは魔女狩りによって無数の無実の人々が極刑に処され，火炙りで惨殺されたのである．時のローマ教皇インノケンティウス8世（Innocentius VIII）に魔女であるか否かを判別するための基準を明示するよう求められた修道士クレーマー（Kraemer, H.）とシュプレンガー（Suprenger, J.）が記した『魔女の槌』（*Malleus Maleficarum*）（1486）は余りにも有名である．この本の成立に伴い，魔女狩りは頂点に達し，それは18世紀まで続いたのである．当時，魔女として告発されたのは，産婆など生命の誕生に携わる職業に従事していた者や，薬草の知識を有していた者や精神障害者も含まれていたという．要するに科学的証明はなされないが当時の人々に少なからず影響力を有していた人々が「魔女」として断罪されていったと考えられる．そこには「未知なるもの」「不知なるもの」「自分とは異なるもの」に対する人間の非寛容性を見出すことができるだろう．現代を生きる私たちは第二次世界大戦においてナチス・ドイツがユダヤ系民族に対して行ったホロ・コーストを残虐極まりない行為として

見なしているが，人間の残虐性はどの時代に於いても普遍的に潜在しており，たまたまそれが大掛かりに顕在化した場合，大量の殺戮が行われるのではないかと思われる．人間の良き面に目を向ける大切さと同時に，悪しき面からも目をそらしてはならないということは言うまでもないだろう．さらに人間の良き面，悪しき面を他者の中のみに見出すのではなく，自分自身の中にも両側面があることを認めていくことが，人間存在に対するものの見方を培う第一歩となるのではないだろうか．

　一方，中世ヨーロッパを震撼とさせた暗黒の時代においても，「第一次精神医学革命」は秘かに起きており，「病人」としての精神病者に目を向ける医師たちは存在していた．ルイス・ヴィヴェス（Juan Luís Vives, 1492-1540）は心理的連想の重要性を最初に指摘した医師である．彼とほぼ同世代を生きたパラケルスス（Paracelsus, 1493-1541）は性急で非妥協的な気質を持っている人物だと考えられていた．彼にとって人間とは偉大なる大宇宙，即ち宇宙の「小宇宙版」であった．パラケルススは精神病を，生命の精神が様々な時にこうむった「不健全な変化のために生じた自然的な疾病」と考え，鬼神論を放棄した．同じく同時代を生きたハインリッヒ・コルネリウス・アグリッパ（Heinrich Cornelius Agrippa von Nettesheim, 1486-1535）はその名前の由来として「足から先に生まれたこども」という意味を持つ．彼は占星術と錬金術の研究を経て，医学の勉強を始めた．ヴァイヤー（Weyer, J., 1515-1588）は平静で秩序正しい組織的な好奇心の持ち主であると評された．ヴァイヤーは，全く食事をしないのに健康であると言われていた女の子の詐病を見抜き，精神医学的関心を持ち医学から妖術を分離した．

　中世ヨーロッパを震撼とさせた魔女狩りもようやく17世紀後半になり，下火となっていった．そして「精神医学」は再建の時代に入るが，「精神病者」は「不適応者の一部」として収容所に隔離・監禁されたままであった．そして18世紀末になり，ようやく「精神病者」は福祉と医療の対象と見なされるようになる．テューク（Tuke, W.）は，精神病者の悲惨な生活や無残な死という忌むべき状態に憤慨し，精神病者のための人道的な病院を建てる計画を立て，ヨーク静養所を創設した．キアルギ（Chiarugi, V., 1759-1820）は精神病者に関する百の観察例を公表し，精神病者の取り扱いを人間らしいものにすることを

要求した．そしてピネル（Pinel, P., 1745-1826）は，パリのビセートル病院とサルペトリエール病院において，鎖につながれていた精神病者達を鎖から解放したのである．ピネルによる鎖からの解放は，精神病者が「人間」であるという認識を改めて人々にもたらしのである．

そして，19世紀後半になり，「神経症の発見」が心理的要因と心理療法の重要性を気づかせるきっかけとなった．近代医学の父と称されるクレペリン（Kraepelin, E., 1855-1926）は1899年に精神病を「早発性痴呆」と「躁うつ病」の二大精神病に分類し，二大精神疾患概念を確立した．その原因として当時，脳内の化学物質のアンバランスを仮定した．しかし，クレペリンを頂点とする「体系の時代」は精神病者の脳や脊髄に着目する余り，心理や人格に対する知見を研究の対象から締め出す傾向があったとも言われている．

「第二次精神医学革命」と呼ばれる時代が，フロイト（Freud, S., 1856-1939）の登場によって到来する．フロイトの功績はそれまで不当なまでに無価値なものとして扱われていた「無意識」の領域に光を当て，人間の精神にとって「無意識」がいかに強大で重要な影響力を及ぼしているかを呈示したことである．やがて無意識の発見と心理的決定論によって，健康と病気，正常心理と異常心理の境界線が消失し始め，その影響は神経症から精神病を捉える視座にまで及ぶようになった．

ここまでは，古代における医学の誕生と現在に至るまでの変遷を概観してきた．上記のことを踏まえ，次に「病」とは何か，「健康」とは何を意味するのかを考えていきたい．

2 病とは何か，健康とは何か

私達は通常，「病気」である，「健康」である，という表現を何気なく使っている．しかし，「病」とは何か，「健康」とは何かを突き詰めて考えてみると，その答えを明確には説明できないということに気付くことが，しばしばあるのではないだろうか．そこで，以下に「健康」であること，「疾患」「障害」の医学的定義を概観した上で，あらためて「病」と「健康」について考えていきたい．

1946年のWHO（World Health Organization，世界保健機関）のWHO憲章前文によると，「健康とは身体的，精神的並びに社会的にも『ウェル・ビーイング』な状態をいうのであって，単に病気や虚弱でないことをいうのではない」と謳われている．ここにおいては，「健康」が「単に病気や虚弱でない」ことだけではなく，身体的，精神的，社会的に「ウェル・ビーイング」な状態であることが明示されている．さらに1999年には身体的，精神的，社会的に加えて，スピリチュアルな次元における「ウェル・ビーイング」も加えられた．このWHO憲章前文によって，健康的な状態とは単に「個人的な価値」の中におかれるものでなく，社会的価値として健康な状態があることを世界に再認識させたのである．そして「健康の定義」には以下の2つがあると考えられた．1つ目は消極的（否定的）な見地からの定義であり，「疾病や障害のない状態」を示すものである．2つ目は積極的（肯定的）な見地からの定義であり，「疾病や障害のない状態だけではなく，ウェル・ビーイングを維持・推進している状態」を挙げている．そして，現在においては，健康な状態とは上記の2つの状態を併せて考えることが一般的である．

　「健康」に対して「病気」とは「必要とされる諸活動に参加できない固体の条件」とみなされていた．このことは，「病者の役割を持つ，あるいは与えられること」により「諸活動への参加に対する免責」を保証されることにも繋がっていたのである．一方，「疾患」とは「その社会が認める病気の中から科学性に基づいて基礎付けられたもの」と定義づけられ，治療の対象，障害の対象となった．ちなみにWHOはICD（International Classification of Diseases，国際疾病分類）を作成しているが，日本の厚生労働省の使用する統計はICDに基づいて行われている．

　「病気」「疾病」に続いて，さらに「障害」という概念がある．「障害」とは「コミュニティにおいて必要とされる諸活動に参加できない固体の条件の中から，継続して病気の状態が続いている，あるいは治療の結果においても症状が残存するような状態」を示すと定義されている．最近は，障害の「害」をきらって，「障碍」あるいは「障がい」という表現が用いられている．

3 正常な体験と異常な体験は非連続なものか，連続性があるのか？

「健康」「病気」「疾患」「障害」についてをWHOの定義から概観したが，次に「正常な体験」と「異常な体験」について考えていきたい．そもそも「正常」とは何か，「異常」とは何か，という問い自体が非常に深淵なテーマを孕んでいる．これらは表面的な定義づけはいくらでも可能であろうが，その本態は決して表現しきれない部類の問いに属するのではないかと筆者は考えている．

一般的に「狂気」の代表例の1つとして「妄想」が挙げられることが多い．筆者としては「狂気＝妄想」という図式はあまりにも皮相的であり，この図式を現出させ，狂気を精神病者に押し付ける社会構造そのものこそ「狂気性」を帯びていると考えている．そこで「狂気」とは何かについてを各人が検討していくための素材の1つとして，ヤスパース[7]（Jaspers, K.）（1913）の呈示した「妄想」についての定義をみていきたい．ヤスパースは妄想には「真正妄想（一次妄想）」と「妄想的観念（二次妄想）」があるとし，この2つを峻別した．彼は「真正妄想」は心理学的に了解しえないものであり，精神病に特有なものであると述べている．一方，「妄想的観念（二次妄想）」は心理学的に了解しうるものであり，うつ状態や躁状態の妄想，健常者にもみられる支配観念などが含まれる，と説明している．このヤスパースの流れを受けて，統合失調症の真正妄想と，統合失調症以外の妄想的観念は質的に異なるものとして，非連続性が強調される傾向があった．しかし，シュトラウス[14]（Strauss, S.）（1969）は，実際には必ずしも，真正妄想と妄想的観念との区別は明確ではなく，DSMによる妄想の定義を満たさない中途半端な妄想も多くみられるため，妄想の定義に関する問題に対し，妄想と妄想以外の普通の信念との間に連続性を仮定することで解決できる，と述べている．チャンプマンら[3]（Champman, et al.）（1980）は疾患別ではなく，症状ごとに分けてみると，統合失調症者と健常者の心理とを連続的に考えることができる部分が多いことを指摘している．また，フェニングスタインら[6]（Fenigstein, et al.）（1992）も健常者にも被害妄想的な観念は珍しくないことを指摘している．日本では笠原・藤縄[8]（1978）が統合失調症の妄想から健常者の支配観念までを連続するスペクトラムとしてとらえ，

ヤスパースのような峻別とは異なる視座を呈示した．そして，笠原らの呈示した視座は現代の精神医学に広く受け入れられつつある．要するに，ヤスパースの視点に立てば，健常者と統合失調症者の体験は「非連続的」であると捉えることになり，チャップマンらや笠原・藤縄の視点に立てば，「連続的」であると捉えることができる．よって，健常者と統合失調症者の体験は視点によって「非連続的」でもあり，「連続的」でもあると言え，どの視座に立脚するかに依拠していると考えられるのである．

筆者が大学で担当する「医療心理学」の講義では，健常者と精神障害者の体験は，連続性があるものとして捉え，論を進めていくことにしている．そして，このような連続性を考えることは，精神病理と健常者の心理の統一的理解を促し，精神障害者の心理療法における新たな手がかりを見出すことを視野に入れているためである．

「病」と「健康」について，「正常」と「異常」についてを考える際，精神科医マッテ・ブランコ (Matte Blanco, I.) (1976)[12]「分裂症における基礎的な論理—数学的構造」の中で展開されている「対称の原理」についても紹介しておきたい．「対称の原理」の定義とは「無意識は，あらゆる関係の逆をその関係と同一のものとしてあつかう．いいかえれば，非対称的な関係を対称的であるかのようにあつかう」ということである．具体的に説明すると以下のようになる．「非対称の原理」に立脚すれば，「AはBの父である」場合，「BはAの父である」ことは起こりえない．二者の関係性は固定したものであり，入れ替えの可変性はないのである．しかし，「対称の原理」に立脚すれば，「AはBの父であり」「BはAの父である」となり，二者の関係性は連続的であり，可変性を帯びている．よって「対称の原理」の視点からすれば，健常者と精神障害者の体験は「連続性」があり，両者の体験はメビウスの帯上にあると考えられる．

同性同世代の「チャムシップ」の重要性を強調し，困難だと言われていた破瓜型統合失調症者の精神療法に大きな成果を挙げたサリヴァン[15] (Sullivan, H. S.) は『分裂病は人間的過程である』(1962)の中で，人間同一種仮説 "One Genus Postulate" を唱えている．人間同一種仮説とは「人間は等しく端的に人間である」という意味である．これは余りにも自明のことであるのだが，その真意は精神を病んでいる統合失調症者も，たまたま幸いにも健常である人々も

「人間」として同根であるという意味であり，精神病者を人間の埒外に置いて捉えがちであった当時の社会に対する痛烈なアンチテーゼとして見ることもできるだろう．サリヴァンは「統合失調症者は量的のみならず質的に我々と異なったパーソナリティを持った者ではない」と述べ，統合失調症者と健常者の連続性を強調している．

おわりに

医療の歴史は人間の歴史とともにあると言っても過言ではないだろう．本論では医学の誕生から現代までの流れを様々な文献をもとに概観してきた．そして「病」とは何か，「健康」とは何か，精神病者の体験と健常者の体験には連続性があるか，などの問題提議を行い，人間存在に対する自分なりの視座を培っていくことの大切さを論じた．最初にも触れたが，医療技術は現在も目覚ましい進歩を遂げつつある．それはCT（Computilized Tomography）やMRI（Magnetic Resonance Imaging）をはじめとする様々な先端技術を開発せしめ，病気の早期発見・早期治療という福音をもたらしている．再生医療の現場ではES（Embryonic Stem Cell）細胞やヒトiPS（induced Pluripotent Stem Cell）細胞の発見により今まで不治の病とされてきたものが治療の対象となる可能性を開き，それは「不老不死」という，生物がかつて到達したことのないエンドポイントを目指す動きさえ現出せしめている．脳死による臓器移植やES細胞やヒトiPS細胞を使用する再生医療は病に苦しむ人々に救済の道を開いたと同時に，「倫理」や「死」の概念を根底からゆさぶろうとしている．無痛分娩は陣痛の苦しみを除去したが，「痛み」によって人間に与えられてきた警告や恩恵を置き去りにした．森岡（2003）[13]は痛さや苦しみ，辛さをなくしていく方向に向かって進んでいる現代社会のあり方を「無痛文明」という観点から批判的に検討し警鐘を鳴らしている．治療や寿命の延長に対し，かつてないほどの可能性が啓かれている現代を生きる我々には，「病」や「いのち」「死」に対する自分なりの倫理感や視座を培うことが，ますます求められていると言えよう．

我々は世間一般的な考え方に足並みを揃えることにより，安寧を感じる傾向

がある．しかし，時折，自分のものの見方が本当に「ものごと」の本質を正しくありのままに見ているのか，という自問自答をしてもいいのではないだろうか．

最後に内海(2003)のエピソードを引用し，本章を閉じたいと思う．内海は精神科臨床の場において，ある30代の分裂病の男性が診察に来るたびに決まりきったように幻聴を報告したと記している．その多くは人の話し声であるが，患者にとって一番辛いのは金属音のような鋭利なものであるという．幻聴が聞こえる度に，その金属音は患者に深い侵襲を与えていた．しかし，内海は以下のように気づいたのである．

> そのとき，ふと次のような考えが私の頭をよぎった．彼は幻聴を聞いているのではない．むしろ，幻聴が到来するたびに，彼は自己へと目覚めているのだ，と．――中略――彼は「幻聴を聞いた私」という形で，壊乱の淵にある自己を取り戻していた．それはちょうど，われわれが夢から醒めたとき，「私は夢を見ていたのだ」という意識のもとに，われに立ち返るのと同じ構図にほかならない（傍点，引用者）．

内海が幻聴に対する捉え方を転換させたのを境に，それまで単調であった患者との関係が一転し，暗黙のうちに気持ちが通じるようになったという．自明のこと，常識とされていることに対し，異なる視点から向き合うことにより，新たな道が啓かれていくのではないだろうか．それは常識を軽んじるという意味では決してない．常識や秩序を尊重した上で，新たな視座の可能性を求めていく姿勢に光が射すのではないかと思うのである．冒頭でも述べたが，人間の実存について自分なりの考え方，ものの見方を培う力を身につけることが，各々にとってのかけがえのない「生き方」そして「死に方」に繋がるのだと筆者は考えている．

□ 引用文献

1) 秋元波留夫：実践精神医学講義．日本文化科学社，東京，pp.301-302．2002．

2) Bleuler, E.: *Dementia Praecox oder Gruppe der Schizophrenien.* Franz Deutiche, Leipzig/Wien 1911. 飯田眞・下坂幸三・保崎秀夫・安永浩訳：早発性痴呆または精神分裂病群. 医学書院, 東京, 1974.
3) Champman, L. & Champman, J.P.: Scales for rating psychotic and psychotic-like experiences as continua. *Schizophrenia Bulletin* 6, pp. 476-489. 1980.
4) Descartes, R.: *Euvres de Descartes,* publiées par Adam C. et Tannery P. Leopold Cerf.（1636初版 1897-1913）野田又夫編：『デカルト 世界の名著27』. 中央公論社, 東京, 1978.
5) Ellenberger, H.F.: *The discovery of the unconscious: the history and evolution of dynamic psychiatry,* 1970. 木村敏・中井久夫監訳：無意識の発見：力動精神医学発達史. 弘文堂, 東京, 1980.
6) Fenigstein, A. & Vanable, P.: Paranoia and self-consciousness. *Journal of Personality and Social Psychology* 62, pp. 12-138. 1992.
7) Jaspers, K.: *Allgemeine Psychopathologie,* Verlag von Julius Springer, Berlin. 1913. 西丸四方訳：精神病理学原論. みすず書房, 東京, 1971.
8) 笠原嘉・藤縄昭：妄想 内村祐之・懸田克躬・大熊輝雄・島薗安雄・高橋良・保崎秀夫編集 現代精神医学大系 3A 精神症状学Ⅰ 中山書店, 東京, pp. 233-338. 1978.
9) 河合隼雄：中空構造日本の深層. 中央公論社, 東京, 1982.
10) Kraepelin, E.（1883-1927）*Kompendium der Psychiatrie.* Abel, Leibzig, 1 Aufl., Psychiatrie, 1883; 2 Aufl., 1887; 3 Aufl., 1889, 4 Aufl., 1893; 5 Aufl., 1896; & Aufl., 1899; 7 Aufl., 1903-04; 8 Aufl., 1909-15; 9 Aufl., 1927. 西丸四方・西丸甫夫訳：精神分裂病. みすず書房, 東京, 1986.
11) 松本克彦：漢方一貫堂の世界. 自然社, p. 285. 1983.
12) Matte Blanco, I.: Basic Logico-mathematical Structures in Schizophrenia, *Schizophrenia Today,* 1976. 廣石正和訳：分裂病における基礎的な論理—数学的構造. 現代思想 24(12), pp. 242-269. 1996.
13) 森岡正博：無痛文明論. トランスビュー, pp. 3-45. 2003.
14) Strauss, S.: Hallucinations and delusions as points on continua function. *Archives of General Psychiatry* 21, pp. 581-586. 1969.
15) Sullivan, H.S.: *Schizophrenia as a Human Process.* W.W. Norton & Company Inc., New York, 1962. 中井久夫・安克昌・岩井圭司・片岡昌哉・加藤しをり・田中究訳：分裂病は人間的過程である. みすず書房, 東京, 1995.
16) 内海健：分裂病の消滅——精神病理学を超えて. 青土社, 東京, p. 15. p. 315. 2003.
17) Zilboorg, G.: *A History of Medical Psychology,* 1941. 神谷美恵子訳：医学的心理学史. みすず書房, 東京, 1958.

第2章 痛みとはなにか

はじめに

　我々にとって痛みはできるなら避けたい体験である．痛みには心の痛みもあれば，身体の痛みもある．激痛で苦しんだ経験のある人は2度と痛みを経験したいとは思わないであろう．一般的に痛みは忌避され，できるなら痛みのない人生を望むと思われる．それではなぜ，我々生命体に痛みが付与されているのであろうか．本章では痛みの意味，肯定的側面にも目を向け，痛みと向き合うことを考えていきたい．岸本（2005）の「痛みとは何か」[6]を要約し，痛みについて検討していく．

1　心の痛みと身体の痛みは分けられるか？

　痛みには骨折した足の痛みのような「身体の痛み」とキリストの磔刑（たっけい）の像を前にしたときの「心の痛み」など，身体の痛みと心の痛みの両側面がある．ラテン語での「dolor」やフランス語の「douleur」は痛みを表す語であるが，これらの語は「いわゆる心の痛みと肉体の痛みを区別していない」ことが内包されている．
　国際疼痛学会 IASP（International Association for the Study of Pain）は1979年に設立された．本学会では「痛みとは実際の組織損傷あるいは起こりえる組織損傷と関連した，またはこのような組織損傷と関連して記述される不快な感覚的・情動的体験」であると定義している．カンデールら（Kandel et al.）は2000に "Principles of Neural Science 4th edition" で「痛みは知覚であるが，実際の組織損傷もしくは起こりうる組織損傷に関連する不快な感覚であると同時に情動的な体験である」[3]と定義している．

痛みについての方法論上の弁別としては「痛み pain」と「痛覚 nociception」がある．「感覚」としてではなく「体験」として定義せざるを得ないところに「痛み」の難しさがある．痛みの強さは組織損傷の強さとは必ずしも比例しない．モリス（Morris）(1991)[8] は心の痛みと身体の痛みを分けて考えることに疑義を呈しており，「分割するような習慣は，救いよりも多くの苦しみを新たに作り出しているのかもしれない」と述べている．

2　痛みの不思議

痛みを考える上で戦争中に手足を失った人たちの体験は深い示唆に富んでいる．ハーバード大学麻酔科医であるビーチャー（Beecher）は第二次世界大戦中に負傷し，12時間以内に面接を受けた重傷者を対象とした研究において，25％はわずかな痛みしか訴えず，32％は全く痛みがないことを報告している[1]．前線から送り返されてきた重症の兵士150名に痛みの程度と鎮痛剤の必要性を尋ねたところ，20％の兵士のみが「鎮痛剤が必要」と答えた．

終戦後，類似の外傷で一般市民病院に入院した男性患者150名を対象とした調査では55％が「鎮痛剤が必要」と答えた．これらのことを勘案すると手足を失うほどの重症も，兵士にとっては「戦争が終わり，故郷へ帰れる」ことを意味することが導き出される．よってスターンバーグ（Sternberg）(2001)[11] 強力なポジティブな意味づけが，痛みを上回ることを指摘している．

痛みには幻肢痛という四肢が切断されてもまだ肢があるように感じられ，そこに痛みを感じることがある．丸田(1989)[7] は幻肢痛の特徴として，①戦争などで突然四肢が失われた場合には少ない，②痛みに苦しんだ後に手術的に切断された場合は多い，③些細な刺激を引き金に激痛に変わる，④切断面に局所麻酔薬をかけると奏功することがあり，その効果が永続することもあることを挙げている．

そもそも痛みとはどのようにして感じる仕組みになっているのであろうか．痛みは生理学的には「痛み刺激」→「痛覚神経の受容体」→「痛覚伝道路」→「脳内中枢」という流れに沿って伝達される．

3 痛みの神経学的基盤

神経科学の分野においては体験としての「痛み」ではなく，「痛覚」の神経メカニズムを明らかにすることに限定して研究がなされてきた．痛覚は皮膚や筋肉から脳に通じている痛覚路の中を走る神経によって伝えられる．最初の神経は皮膚や筋肉から出発して脊髄の中に入り，脊髄の後角と呼ばれる部分まで走る．そこには交換台があり，中継され，ここから出た神経は脊髄の中の痛覚路を上向して脳の視床に到達する．視床には全身からの神経が痛覚路を通って集まるが，その位置関係が保たれたままなので，どの神経かを見分けることで，身体のどの部分が痛いのかを識別できる．

痛みのメカニズムとしてゲート・コントロール理論がある．この理論によると脊髄の交換台にあたる部分に一種の関門のようなものがあり，この関門の開き具合で痛みの感じ方が異なることが指摘されている．関門の開閉は中枢のコントロールの管轄下にあり，思考や情動，動機付けの影響をうけることが判明している．

最近では末梢から中枢へ向かう上向性の痛覚路だけでなく，中枢から脊髄を下降する痛覚路についてが明らかになってきた．下向きの痛覚路の出発点は「脳の中の思考をつかさどる部分と，感情に関係しているとされる部分」であり，交換台のところまで降りてきて，その部位で末梢から中枢への痛み信号を遮断できると指摘されている．この交換台は除痛に用いられるモルヒネの作用場所の1つである．

スターンバーグ（2001）は「痛みの痛覚路には痛みを伝える感覚成分だけではなく，心理学的色合いで痛みを和らげることのできる神経も含まれている[11]」と述べている．

4 痛みの意味

痛みを体験している本人にとっての「痛み」は「無意味」なものとして体験されていることが多い．意味のなさが延々と続くという不安が痛みをさらに遷

延させるという悪循環に陥っている．カナーの症状論における「痛み」の意味への手がかりとして以下の5つが挙げられている．

① 入場券

　長く胃潰瘍を患っていた人が，ヘリコバクターピロリの除菌療法を受けてから，胃の痛みはなくなったが，その頃からめまいや立ち眩み，動悸などを訴えるようになった．胃の痛みが眩暈や立ち眩みなどの，他の身体症状にシフトした．「痛み」そのものが本来の問題ではなく，本来の問題に入る入り口かもしれないことを示唆している．

② 呼子笛

　痛みの知覚が先天的に欠損している（無痛症の）子どもは，自分ではそれと気がつかないまま，ひどい怪我ややけどをしたり，食事の最中に平気で舌を噛み切る．しかも，痛みを感じないのでそれが繰り返し起こる．骨折しても歩き続ける場合もある．致命傷でも痛みを感じないために死に至ることもある．

③ 安全弁

　「痛み」が生存に必要な「警告」であり，「安全弁」となっている．

④ 問題解決の手段

　痛み知覚が欠損している子どもの場合，骨折しても治癒に時間がかかることが多い．それは痛みを感じないので骨折した場所を繰り返してぶつけたり，付加をかけたりするためである．「痛み」があれば，自然と骨折した場所を，無理に動かしたり負荷をかけたりせず，安静に保とうとする．そうすると自然に修復が起こる．

⑤ 厄介もの

　上記の4点のように痛みによって救われる側面もあるが，一方で痛みとは「厄介もの」でもあるという側面は依然としてある．

5　条件付け

　慢性疼痛の臨床研究と治療に寄与した理論として以下のような理論がある．
　オペラント条件付けを用いた理論として，フォーダイス[2]（Fordyce），(1986)は「痛み」と「痛み行動」とを区別し，「痛み行動」を治療の対象とし

た．痛み刺激に対する「痛み行動（オペラント）」に何らかの「報酬」が得られた場合，そのオペラントは強化される．慢性疼痛とはオペラント → 報酬 → オペラントというサイクルが「痛み刺激」なしでも繰り返しされるようになったものと考えられる．このタイプの痛みに対しての治療としては「報酬」となるような周囲の反応や行為をやめ，「中立」的に振舞うことが肝要である．これは報酬としての二次的疾病利得という観点から痛みを捉えたものである．

古典的条件付けの観点からはニューヨーク医科大学のサーノ[10]（Sarno）(1991) が腰痛患者の多くは解剖学的損傷がないのに，痛みを訴えることが多いことに着目した．TMS（Tension Myositis Syndrome，筋緊張症候群）はたまたま座った時に腰痛が生じ，座る動作と痛みとが「条件付け」されてしまった場合，座るだけで痛みが生じることが続く可能性がある．腰痛が出た時の恐怖に行き着いてしまい，周囲から与えられる情報が恐怖を後押しすることになる．「骨が脆くなっている」「物を持ち上げてはいけない」「ハイヒールを履いてはいけない」「走ってはいけない」などのアドバイスが，結果的に条件付けを強化してしまう場合がある．

6 プラセボ

プラセボ（偽薬）効果は古代より知られていたが，18世紀ごろから積極的に治療的意味を持ち始めたと考えられている．ラテン語の placere は「満足させること」という意味である．プラセボとは『フーパー医学辞典』(1811) では「患者に恩恵を施すというよりは，患者を満足させるために使われる薬の総称」，ウェブスター辞書では「疾患に対する実際の効果というよりは，患者の精神的慰安を目的として与えられる薬」，『ドーランド医学辞典』(1956) では「患者を満足させたり喜ばすために投与される不活性の物質ないしは調合剤であり，現在は統制群を使った薬物効果判定にも使われる」と示されている．プラセボの作用は心理的な満足や安心に基づくものであり，真に薬理学的な作用をもたないとみなされる．

笠原[5]（2002）は『偽薬効果』で以下のように述べている．

- プラセボ効果は約3分の1に認められる．
- 不安や緊張，手術創の激痛，狭心症の痛みに至るまで幅広く認められる．
- 強いストレス下ではより効果を発揮する．
- 痛みに関しては，モルヒネの約半分の効果をプラセボで達成できる．
- モルヒネでは投与を繰り返すと，痛みの軽減率が増す傾向にあるのに対し，プラセボでは減る傾向がある．

　プラセボが内因性の麻薬であるエンドルフィンを介して効果を発現していることも考えられる．広義には偽薬を用いなくても，治療行為自体がプラセボ効果を伴っている．心理療法もまたその見地からとらえることも可能である．またプラセボによってもたらされた望ましくない効果を逆プラセボ効果あるいは，ノシーボ効果という．

7　心理療法とプラセボ

　山中[12]（1987）の事例には痛みと真摯に向き合うことについての深い意味が記されている．山中がインターン時代の外科で研修中に出会ったAさんは胃潰瘍の診断名で入院中であったが，実際には胃がんの末期であった．Aさんは開腹するが，手術不能の状態で閉腹し，長期に亘りモルヒネ系の鎮痛剤が1日に何本も必要な状態であった．

　山中は診察の際にAさんから「本当に胃潰瘍ではないのではないですか？こんなに痛みが続くわけがない……先生には本当のことを言っていただきたいのです．癌であろうことも覚悟しています．それにあと何日生きられるかを知りたいのです」「しなければならない仕事があるのです．あと何日かがわかればそのうちのいくつかは片付けることができます．本当のことを教えてください」と問われる．Aさんの真摯な姿勢に対し，山中は〈おっしゃるとおり，胃癌で相当進行が早く，転移巣のあり方からみて，教授はあと1カ月くらいと見ておられるようです〉と真実を告げた．

　その翌日の教授回診時，いつもは激痛でうめき声すら漏らすAさんの表情，態度が改まり，爽やかともいえる語り口で，親戚や友人，仕事関係者などの面

会リストを示しながら面会の許可を求めた．それ以降，鎮痛剤はいつもの半量以下しか必要でなくなり，その後も穏やかな表情で，親類縁者に別れを告げ，最期を迎えられた．この事例は痛みや苦しみと本人も治療者も正面から取り組むことの大切さを如実に表したものとして捉えることができる．

8　痛みと向き合う

　痛みを訴える人々との臨床から受容的な立場を中心に据えるかかわりだけでは，事態は膠着したままのことが多いことが指摘されている．痛みを訴える人々に対し，どこかで「対決」「直面」が必要となってくることがある．モリス[9]（1991）は『痛みの文化史』では先天的に痛みを知覚する神経が欠損している無痛人間の苦悩が描かれている．モリスは痛みを感じないことそのものが新たな「痛み」となると指摘している．

　加賀[4]（1998）は「もっとも優れた鎮痛剤であるモルヒネは劇的に痛みを除くけれども，同時に意識を曇らせてしまい，人間の尊厳をそこなうという困った作用ももたらす．ここで見えてきたのは，痛みを医学的に治療していくと，別な人間としての痛みを生み出してしまうという二律背反であった」と述べている．

　森岡[8]（2003）は痛さや苦しみ，辛さをなくしていく方向に向かって進んでいる現代社会のあり方を「無痛文明」という観点から批判的に検討している．集中治療室で全身状態が管理され，はっきりとした意識がないが，死んでいるわけではなく，「すやすやと眠っている」状態の患者は真に尊重されているのであろうか．「無痛文明」では快楽は得られるが，こころからの喜びは失われ，満たされているのにつまらないという状況に陥ってしまうことの脅威に我々はもっと敏感であることが求められているのではないだろうか．

おわりに

　痛みは苦痛と不可分である．痛み（pain）は緩和ケアの進歩によってかなりコントロール可能となってきたが，苦しみ（suffering）の方は人間存在の実存

的次元をも含んでおり,単なる治療の対象とはなりえない.痛みは緩和されたとしても,人間としての苦しみはぬぐい去られず,より苦しみが増すことさえあり得る.痛みに対する対応は今後もますます技術的側面から進展していくことが予想されるが,苦しみが何からもたらされ,何によって解法されていくのかは超絶した課題として我々の前にたちはだかっている.

引用文献

1) Beecher H. K.: The powerful placebo. JSMA, 159; pp. 1602-1606. 1955.
2) Fordyce W. E.: The modification of avoidance leaning pain behavior. J Behave Med, 5; pp. 405-414. 1986.
3) Kandel R. E, Schwartz, JH, Jessell TM; Principles of Neural Science. McGraw-Hill, 2000.
4) 加賀乙彦:推薦の辞. Morris DB: The Culture of Pain. University of California Press, 1991,渡邊勉・鈴木牧彦訳:痛みの文化史.紀伊國屋書店,東京,1998.
5) 笠原敏雄編集:偽薬効果.春秋社,東京,2002.
6) 岸本寛史:痛みとは何か.臨床心理学,第5巻第4号 pp. 443-449. 2005.
7) 丸田俊彦:痛みの心理学:疾患中心から患者中心へ.中央公論社,東京,1989.
8) 森岡正博:無痛文明論.トランスビュー,東京,2003.
9) Morris DB: The Culture of Pain. University of California Press, 1991,渡邊勉・鈴木牧彦訳:痛みの文化史.紀伊國屋書店,東京,1998.
10) Sarno JE.: Healing Back Pain, Warner Books, 1991. 長谷川淳司訳:サーノ博士のヒーリング・バックペイン.春秋社,東京,1999.
11) Sternberg, E.: The Balance Within. Freeman. 2001.
12) 山中康裕:老いと死の自己実現.河合隼雄他編集:老いの思想.岩波書店,1987.

第3章 総合診療とは何か，
病院における臨床心理士の役割

はじめに

　昨今の医療は細分化，専門化が進んでいる．例えば内科と言っても，呼吸器内科，消化器内科，血液内科などに細分化され，疾病に対応する科を受診するようになっている．そのおかげで専門的に特化した高い技術が伴う治療を受けることが可能になっている．一方，細分化，専門化が進めば進むほど，「ヒト」を見るのではなく「病気」「病理」を見ることに医療は集約化していく傾向が強まってゆく．専門的な治療を受けることができる一方で，1人の人間として全体像を把握されることなく，無名性を帯びた客観的生体（被験者）として科学の対象（客体）として扱われることで，無味乾燥な臨床現場と化している負の側面もある．本章では和田（2004）の論文をもとに総合診療とは何かを概観し，病院臨床における臨床心理士の役割は何かを見ていきたい．

1　総合診療とは

　総合診療は細分化した臨床医学の各専門領域間で1人の患者のもつ医学的問題全体を見渡す重要性と必要性から誕生した領域である．近年の臨床医学において重視されているエビデンス（実証的証拠）に基づく合理的判断と共に，患者を1人の人間として大切にし，全人的医療を行うことが重視されている．
　臨床現場では多忙な医師からきちんと話を聴いてもらえていないと感じている患者は多い．実際には医師が患者にきちんと向き合い，丁寧に耳を傾け，支える雰囲気を伝えるだけでも，不安が軽減され，活力を取り戻す患者が多数存在する．例えばガンなどで自らの生命の終わりを強く意識した人に対し，傾聴し支える姿勢を提供することによって，人生を振り返り，その意味を根本的に

みずからに問い直すなど激しい内面的動きが起こることもある．

　一方，境界例や転換性障害・解離性障害などでは，熱心に診察するほど問題を増幅してしまう場合がある．そのためこれらの患者の場合は，治療構造における明確な枠組みは必須であり，「できること」「できないこと」を予め明示しておくことも患者と治療者の関係性が不必要に複雑化しないためにも重要である．また，心理的要因が身体的疾患の治癒を遷延化させている場合もある．なぜならば身体的疾患が治癒してしまえば，学校や職場など現実生活への適応が求められることになるからである．よって心理的要因が十分に解決されていない場合は疾病利得も作用して，身体的治癒が阻害される場合があるのである．

2　総合診療における心理的問題

　狭義の精神医学的疾患が基盤にあり，そこから身体的訴えが出てくる場合がある．例えば統合失調症の場合，体感幻覚，様々な身体的違和感などが訴えられることがしばしばあり得る．うつ病の場合は，精神的苦痛が表には現れず，倦怠感や息苦しさ，頭痛，便秘，下痢などの消化器症状など身体症状が前面に立ついわゆる「仮面うつ病（masked depression）」のかたちで現れる場合もある．①心理的問題が身体症状に大きく関わる患者，②対人状況，心理的問題が身体症状形成の主な要因となっている場合，③心理的要因が症状の慢性化・遷延化・再燃やそれによる疾病利得などによって既存の身体疾患の難治化要因として作用している場合なども想定する必要がある．

3　必要な心理臨床の観点と技術

　精神科を訪れる患者には統合失調症や躁うつ病などの精神病，あるいは不安神経症や強迫性障害などの神経症などが，典型的な精神医学的病態として表れている患者が多い．他方，総合診療科では精神疾患の病態は背景に隠れ，前面に現れているのは様々な身体的症状や身体に関する訴えを持つ患者が多い．よって治療者は背後に潜んでいる精神面での病態を見抜く力が必要となる．視覚，聴覚，嗅覚，触覚など五感を総動員し，身体を通して表現される患者のあり方

そのものに迫る必要性がある．具体的には以下の要点に留意することが大切である．

 ① 患者の言葉に注意深く耳を傾け，言語的意味内容を正確に感受すると同時に，その象徴的意味内容にも注意を払う
 ② 声の調子（音調），力強さ
 ③ こちらの投げかけた質問や動きに対する反応スピード
 ④ 疎通性（ラポール）の有無
 ⑤ 表情（相貌）
 ⑥ 視線の動き
 ⑦ 身体の姿勢
 ⑧ しぐさ，身振り・手振り，歩き方，動き方
 ⑨ 服装，髪型，化粧，香水など

　同じ言葉を話していても，それがどういう状況で，どのようなタイミングで，どんな表情と声で言われるかにより，持つ意味は全く異なる．例えば「大丈夫です」という言葉は文字通り「大丈夫」な場合もあるが，全く大丈夫ではないにもかかわらず，周りの気持ちを慮って，自尊心から「大丈夫」と言っている場合もあることに配慮する必要がある．
　患者を取り巻く状況として以下の観点に留意することも大切である．

 ① 家族や友人，恋人などの対人関係
 ② 職場や学校の状況
 ③ 社会における立場
 ④ 患者の生活史
 ⑤ 将来に向けての構え

　上記の観点に留意し，患者を全人的にみた時に，患者の現在の身体の背後に，時間的にも空間的にも大きく広がった背景が姿を現すのである．

4　治療方法の選択

　治療的アプローチの検討として，① 薬物療法を導入するのか，② 心理的援助を中心とするか，③ 薬物療法と心理療法の併用でやっていくのか，などの見極めは極めて重要である．さらに心理療法を導入する場合，積極的心理療法的介入を行うか，認知行動療法や森田療法など，より特化した心理療法の技法を用いるか否か，患者にどれだけの心理的次元の問題をとりあげて意識してもらうべきか，などの検討は必須である．

　患者にとって何が有用であるかを見極め，必要な手段は何でも用いる気構えは必要である．もし，自分以外の専門家がより有効な治療を提供できると判断したら，そのことも患者に告げることは大切である．患者にとっての有益性が最も重要な選択基準であり，治療者自身の学問的，技法的関心を基準にすべきではない．

　昨今，臨床現場では「インフォームド・コンセント」は通常のことになっているが，専門家としての評価を患者に伝えるとともに，患者自身がどのような治療を望むかに耳を傾け，話し合いながら治療の方向性を選択することが大切である．しかし「インフォームド・コンセント」が奨励されているとは言え，患者の理解能力や心の構え，性格，患者を支える人の有無，タイミングなども考慮し，できるだけ本人に心理的負荷がかからないよう配慮することも必要ではないかと思われる．患者に心の準備がない場合，一方的な告知は精神的破綻を招き，病院から自宅への帰り道において極端な場合は自殺する危険性さえありえるからである．

5　臨床心理学からの啓発

　面接と評価，心理療法的判断の技術を獲得するための修練は臨床医に本来欠くことのできない技術であるにもかかわらず，このような訓練と技術が大学における精神医学教育の現場から失われつつある現状は日本だけではなく，世界的傾向でもあり憂慮されるところである．

6　臨床心理学と実証医学のパラダイム

パラダイム（paradigm）とは一時代の支配的考え方を規定している科学的認識体系またはその方法論のことである．総合診療科の医師の役割として以下のことが挙げられる．

① 1回ないし，数回の面接を経て，患者の精神医学的・心理学的評価を行い，他科の依頼してきた医師にそれを告げること．
② 学問的根拠に基づいた判断であることを他科の医師に伝えること．
③ 精神医学的評価や心理学的評価に関わる判断の根拠が，必ずしも身体医学でいう客観的なエビデンスには相当しないこともあるため，他科の医師へ伝え方を工夫する必要があること．

直感／直観的判断とは具体的な臨床の積み重ねられた知識（臨床知）に基づいたものであり，種々の理論的裏づけを伴った知の体系であることを身体医学の領域に携わる医師にも理解できるよう，伝えることは非常に重要である．

7　現場に身を置く意味
　　　　——場所の知——

（1）精神科医が自ら他科に出向いて診療する意味

診療が行われている現場に身を置くことによって，初めてみえてくることの重要性がある．診察室や待合室の雰囲気がどのようであるか，患者はどのような場所で診察を求めたか，診察室でゆっくり静かに話せるか，慌しく周囲も騒々しいために力をこめて話さねばならないか，患者がどのような心持で診察に臨むかになどについて配慮することは必須である．

医師自らがその場に身を置いて，患者を取り巻く雰囲気を感知すること，患者の訴えが発せられた事情を，背景の状況から読みとることには深い意味がある．

（２） 病棟に出向いて診察する意味

患者がどのような環境で入院しているかを知ることも重要である．例えば「周りの患者からいつも嫌な目でみられている」という訴えがある場合，被害関係念慮を疑うことは一般的であろう．ところが，患者の部屋を実際に訪れると，同室の隣の入院患者が本当にきつい眼をして睨んでいることを発見することもある．そのような場合は患者の訴えは被害関係念慮ではなく，現実のこととして捉え，場合によっては病室を変更し環境調整することが患者の精神的安定にとって最善の場合もある．

（３） 病棟の看護師とよく話すことの重要性

医師は患者と時々，顔を合わせて診察しているが時間的余裕に乏しいことが多い．しかし，看護職はチームとして24時間患者の傍らにいる．だから生活の中で患者の様子を最も把握しているのは，しばしば看護師である．スタッフ同士でお互いにちょっとした問題でも気軽に話し合える雰囲気から，患者にとって大切な情報がお互いに得られることが多い．

8　心理療法家に期待される役割

現在，心理療法家が医療の中で果たせる役割は，制度的問題もあり，ごく限られていることが多い．対人関係，人格，発達，防衛機制など多岐にわたる心理的アセスメントの役割を担い，心理療法の次元でどのような治療をどのような状況で，どのようなタイミングで行うべきか，行わないでおくべきかなどの判断が求められる．

心身症は1960年に日本精神身体医学会（現在の日本心身医学会）の設立を経て，1970年に「心身症とは，身体症状を主とするが，その診断や治療に心理的因子についての配慮が特に重要な意味を持つ病態」と定義されるに至った．なお，同学会の最新の定義はこれとはやや異なっている．1991年の日本心身医学会による定義によれば，「身体疾患の中で，その発症や経過に心理社会的な因子が密接に関与．器質的ないし機能的障害がみとめられる病態をいう．神経症やうつ病など他の精神障害にともなう身体症状は除外する」となっているが，前者の方が簡潔で分かりやすく今でも良く用いられている．身体症状として表

現されている場合，治療者の側がどれだけ心理的問題を確信していても患者自身はそれを否定することがほとんどである．このような場合，患者自身の意識が身体症状に向かっているのであるから，治療者が最初からそれを否定してはならない．身体症状を通して，そこに現れた患者の苦しみを受け止める必要がある．身体領域に治療者のチャンネルを合わせた上で，身体症状のみにとらわれず，背景にある患者の心理・対人関係・家族環境などに視野を広げ，同時に患者自身も自らの心理的領域に関わりを持てるようになる場を創り，支えるのである．

臨床心理士は財団法人日本臨床心理士資格認定協会の認定資格であり，国家資格ではない．2015年にようやく公認心理師が国家資格として法案が成立したため，今後は臨床現場における心理的側面を担う者の役割も変化が期待される．

臨床心理士の病院での役割はまず，テスターとしての役割が挙げられる．医師の指示のもとに，以下のような心理検査を施行し，心理所見を作成する．

発達検査（WISC，WAIS，K式発達検査など）
投影法（ロールシャッハテスト，SCT）
描画テスト（バウムテスト，風景構成法，人物画，HTP（House-Tree-Person），星と波テストなど）
質問紙法（MMPI，MAS（顕在性不安尺度）など）

これらの心理テストのテストバッテリーを組み，患者の発達段階や病態水準に関する医師の診断のための資料を作成する役割がある．

次にカウンセラーとしての役割が挙げられる．主治医との連携のもとに患者に心理療法を行う．さらに，デイケア・ナイトケアのスタッフとしての役割がある．日本におけるデイケアは加藤正明が1958年にアメリカ精神医学会による「デイホスピタル会議」に参加し，日本にデイケアの発想と方法を持ち帰ったことによる．帰国後，加藤は国立精神衛生研究所（現国立精神・神経センター精神保健研究所）の敷地内の小さな物置小屋を改築し，ソーシャルワーカーと元患者とともに卓球，絵画，集団精神療法を含むデイケアを開始した．1963に厚生科学研究費により日本最初の外来通院者だけの精神科デイケアが発足し，1974年に診療報酬上点数化されるようになった．

カナダのキャメロン（Cameron, D. E.）は精神科個別治療における重要な観点を呈示した．それらは，①精神病患者はベッドのなかにいる必要がない，②よくなるまで病院にとどまる必要はない，③家族や社会環境も治療対象に含める，という観点である．イギリスのビエラ（Bierer, J.）は治療を病院に限定して考えなかった．彼は病院の周辺にソーシャルクラブを衛星的に数カ所設置し，それぞれのクラブに週1回出かけ，グループワークを実施した．夕方6時ごろに利用者は集まり出し，午後8時からの話し合いを中心としたグループワークに参加し，必要な情報を交換したり，悩みを共有する場を提供した．ビエラは入院の長期化や施設症（institutionalism，長期入所により慢性的な無力感や無関心などが引き起こされた状態）に気付いていた．

日本では1974年に「デイケアは精神科通院医療の一形態であり，精神障害者に対し昼間の一定時間（6時間程度），医師の指示および十分な指導・監督のもとに一定の医療チーム（当時の作業療法士，看護師，ソーシャルワーカー，臨床心理技術者など）によって行われる」と定義された．

精神科に併設されているデイケア・ナイトケアで患者との交流をはかり，患者の生活の質の向上を支えるのである．デイケアでの1日は朝礼，1日のスケジュールの確認，スポーツ，手芸，陶芸などの活動，昼食，ゲーム，カラオケ，ディスカッションなどの活動，1日の終わりの会があり，さらにナイトケアを利用する患者は夕食，入浴などが提供される．

また，コメディカル（Co-Medical）スタッフ（医師・看護師・PSW・作業療法士など）との連携をはかり，スタッフ間の意志の疎通をよくすることなども臨床心理士の役割として求められている．

おわりに

総合診療の現場とは専門化し細分化された現代の医療体制の隙間を繋ぎ，人間を部分ではなく全体として見る，視る，診る，覧る，看る，観ることに他ならないのである．それは患者個人のみを見るのではなく，患者の家族，友人，恋人などの人間関係，学校現場や職場の状況，経済的状況，患者が生活している地域の特色，宗教や文化背景など，患者を取り巻く環境全体に視座を拡げて，

活き活きとした臨床像を結ぶことが求められている．

□ 引用文献
1）精神保健福祉士養成セミナー編集委員会：精神科リハビリテーション学．へるす出版，東京，2006．
2）精神保健福祉士養成セミナー編集委員会：精神保健学——精神保健の課題と支援．へるす出版，東京，2014．
3）和田信：総合診療における心理療法．山中康裕・河合俊雄編集：心理臨床と医学の接点．創元社，大阪，2004．

第4章　統合失調症について

はじめに

　精神分裂病（統合失調症）はいつからこの世に出現したのであろうか．中井久夫は古典的「分裂病」概念は19世紀初頭に巨大単科精神病院が欧米の各地で成立した後，おおよそ半世紀を経て漸次成立していったことは偶然ではない，と述べている[10]．そしてその巨大精神病院の中でいわば苛性ソーダ槽をくぐらせたようにして骨格を洗い出されたものが古典的「分裂病」概念であり，巨大単科精神病院が成立する以前の分裂病に相当する状態ははるかに多彩なものであったのではないかと指摘している．

　おそらく「分裂病相当状態」は人類が出現した時から人類とともにあったと思われる．中井は原始時代の狩猟民族に遡り，分裂病親和者は「兆候空間優位性」を有していたのではないかと論じている．そして，「兆候空間優位性」を擁する人々の特徴とは「もっとも遠くもっともかすかな兆候をもっとも強烈に感じ，あたかもその事態が現前するごとく恐怖し憧憬する」と説明している[10]．原始社会において人々は荒れ狂う天候などの自然現象や猛獣の脅威に常に曝されていた．命を永らえるためには，ちょっとした兆候を瞬時に感受する能力に長けている者が有利であったことは言うまでもないだろう．分裂病親和者は物音や光，些細な現象に対しても過敏に知覚してしまう場合が多いが，原始社会においては知覚過敏性が命を存続させるために有利に働いていたのではないかという推察は非常に興味深い．現代社会において知覚過敏は更なるストレスを誘引してしまい，マイナスの側面が強調されがちであるが，原始社会においては知覚過敏が生命維持のために建設的に働いていた可能性を考えると，同じ事象であっても背景となる社会や文化の文脈によって，その様相は変貌するということを心にとどめておくことは大切であろう．

現在,「統合失調症」と呼ばれている疾患概念は19世紀末に近代精神医学の父と呼ばれるエミール・クレペリン（Kraepelin, E.）によって「ディメンチア・プレコックス（dementia preaecox, 早発性痴呆）」という名称で提唱されたものであり，その後，オイゲン・ブロイラー（Bleuler, E.）により「スキゾフレニー（Schizophrenie）（独）」という疾患名が呈示された．秋元波留夫は，日本においては日本精神神経学会が設置した林道倫を筆頭とする「精神医学用語統一委員会」が1937年に,「精神分裂病」という疾患名の使用を提示していると述べている[1]．その後，この用語は歴史とともに低格化し社会的には一度，病名を宣告されるや，あたかも人外のものとされかねない烙印にも等しい「精神分裂病」という忌まわしい名称と化してしまった．しかし，それに対する異議申し立てが患者やその家族から提出されて，2002年に「統合失調症」という名称変更がなされた．内海健はこの名称変更は単なる病名変更ではなく，概念変更であるとし,「精神分裂病」の消滅と近代の終焉を示唆していると指摘している．内海の指摘に先立つ約50年前に,「精神分裂病」という病名を日本で提唱した代表者の1人である林道倫も「分裂病」と「早発痴呆」は名前が違っている以上，内容が同一であるはずがないという論旨で1953年に講演を行っている.「早発痴呆」「精神分裂病」「統合失調症」との時代変遷がある呼称が，林や内海が指摘するごとく，単なる名称変更にはとどまらない病態変化である可能性という視座も，常に念頭に置いておく必要があるだろう.

1　統合失調症の特徴

統合失調症（Schizophrenia）は内因性精神病と呼ばれる疾患群に位置づけられる．内因性精神病とは現在は器質的要因が，いずれ解明されるであろうと期待されてはいるにもかかわらず，その成否はいまだ不分明なものを言う．統合失調症の特徴として，①発生頻度が高い，②病像が特異，③長い治療期間を要す，④再発しやすい，ということが挙げられている.

統合失調症の名称変遷をみると，モレル（Morel, B. A.）は1860年に早発痴呆（démence précoce），ヘッカー（Hecker, E.）は1871年に破瓜病（Hebephrenie），カールバウム（Kahlbaum, K. L.）は1874年に緊張病（Katatonie）を

挙げていたが，クレペリン（Kraeprelin, E.）がこれらの病態を1899年に早発性痴呆（demenita praecox）という1つの病名にまとめた．その後，ブロイラー（Bleuler, E.）が1911年に精神分裂病という名称を提唱した．

この疾患の本質をブロイラーは基本症状としてまとめ，① Autisumus 自閉，② Assoziationsstörungen 連合の障害，③ Ambivalenz 両価性，④ Affektivitatsstörugen 感情障害を挙げている．それらは後に「統合失調症の4つのA」といわれるようになった．

日本では1937年に精神分裂病という名称で統一された．その後，2002年の精神神経学会総会で統合失調症という名称が採択され，名称改訂がなされるに至った．

統合失調症の第一級症状としてシュナイダー（Schneider, K.）は1950年に以下の8点を挙げている．

① 思考化声（自分の考えが声になる）．
② 第三者の対話を傍聴する形式の幻聴．
③ 自己の行為に随伴して口出しする形式の幻聴．
④ 身体に関する被影響体験（自分の意志に反して誰かに歩かされている）．
⑤ 思考奪取（自分の考えが奪い取られる）．
⑥ 思考伝播（自分の考えが他者に伝わってしまう）．
⑦ 妄想知覚（事物を知覚すると同時に妄想が直観されて，例えば，猫の尻尾が振れたことで自分が神だと確信する）．
⑧ 感情，衝動，意志の領域におけるその他のさせられ体験・被影響体験．

精神科医であり，哲学者であったヤスパース（Jaspers, K.）は現象学的方法（phenomenological method）によって患者の症状に対する了解と説明の概念を導入した．それは患者の自覚的体験を治療者が心の中に再現し，その上で患者の体験を把握し，共感，追体験するものである．ヤスパースは了解可能な人格発展に比して，了解不能性を異質なものとし，病的「過程（Prozess）」の直接の表現としてはっきりと区別した．

ミンコフスキー（Minkowski, E.）は統合失調症の本質に自閉（autism）を挙げ，「現実との生ける接触の喪失」と述べた．サリヴァン（Sullivan, H. S.）

は統合失調症者の対人的側面に注目し，社会的孤立とみなした．

2　統合失調症の診断基準

統合失調症の診断基準として，WHO が制定している ICD-10（International Classification Disease（国際疾病分類））とアメリカ精神医学会が制定している DSM-5（Diagnostic and Statistical Manual of Mental Disorders, 5th Edition）がある．

ICD-10 の統合失調症ガイドライン

特別に病態特異的な症状を挙げる事は出来ない．診断上，特別重要でしばしば一緒に生じる症状を便宜的に次のグループに分ける．A～D のうち症状が非常に明瞭……どれか 1 つと E～I までの症状の内，少なくとも 2 つが一カ月あるいはそれ以上の殆どの期間に亘ってはっきりと存在すること．

- A 考想化声，考想吹入，考想奪取，考想伝播．
- B 作為体験　操られる，影響されるという妄想．
- C 幻声（患者の行動にいちいち注釈を加える，幻声同士で患者について議論，体のどこからか聞こえてくる幻声 → 幻聴．
- D その社会の文化から見て不適切で全く有り得ない内容の持続的な妄想（宗教的，政治的身分，超人間的な力，能力）．
- E どのような種類の持続性の幻覚でもはっきりした感情的内容は伴わないが，持続性の支配観念を伴ない数週から数カ月間毎日生じる，一過性あるいは不完全な妄想を伴なっている場合．
- F 思考の流れに中断や挿入があり，支離滅裂なことや見当外れのことを話したり，言語新作したりする．
- G 興奮，カタレプシー　他動的にとらされた姿勢をそのまま取り続ける．
  蝋屈症（その姿勢を変えさせようとすると蝋を折る様な感じ）
  拒絶症，かん黙，昏迷など緊張病性の行動
- H 顕著な無感情，無口，感情反応の平板化，不調和を伴なう社会的引き

第4章 統合失調症について　35

　　篭もり，行為能力の低下……陰性症状（うつや神経遮断薬によるもの
　　ではないことが明らか）．
　Ｉ 関心の喪失，無目的，怠惰，自分自身の事に没頭する態度．

　統合失調症の**発病年齢**は20歳前後が多く，発症に男女差はないが，男性の方
が早く発症しやすいと言われている．冬期出生，胎生期中のインフルエンザ罹
患の関与も論じられている（岡崎，1992）．
　有病率は0.5%～2%であり，決して珍しい疾患ではない．コンラート
（Conrad, K.）(1958) は統合失調症のゲシュタルトとして，① 漠とした不安
緊張から妄想気分に至るトレマ期，② 漠とした意味意識から本質属性が前景
化する異常意味顕現であるアポフェニー期，この時期に全てが自分の周りを巡
っていると体験されることがありこれをアナストロフェという，③ 本質属性
が断片化し1人歩きするアポカリプス期，④ 固定化期（Konsolidierung），⑤
残遺状態（Residualzustand）を挙げている．統合失調症の発症の様態を厳密
にみていけば，1人ひとり個別であり，ひとつとて全く同じ事例に遭うことは
ないだろう．しかし，その個別性の中に共通点を何とか見出して行こうと多く
の臨床家や研究者が試みてきた．その1つがコンラートの見出した統合失調症
者の発症のプロセスにおける或る「構造」である．コンラートが『分裂病のは
じまり』を執筆する際に観察の対象としたのは，1941年から1942年にかけてマ
ールブルクの国防軍病院で診察した初発の統合失調症シューブを呈した107名
の兵士達である．戦争という極限状態や徹底した上下関係が支配する従軍生活，
男性ばかりの集団生活など，日常から大きく逸脱した「非日常」の環境に身を
おいた兵士達がたどった発症プロセスだけに，全ての統合失調症者にこれを当
て嵌めることはできないかも知れない．しかし，統合失調症を発症するという
人間にとっての非常事態における共通項が見出されることも事実であろう．
　コンラートの言う「トレマ（Trema）」とは舞台俳優が自分の出番を舞台の
袖で待っている時の心性，まさに「今，これから始まらんとする」自分の出番
に対する極度の緊張とある種の恐怖を感じている状態に例えられている．かつ
て学芸会やピアノ，バレエなどの発表会，あるいはスポーツの試合などに臨ん
だことのある人は「舞台の袖」における緊張状態を想起していただけると思う．

多くの人は「何事かが始まる」前触れに対し，不安や緊張を抱くものであるが，いざ，舞台が始まるとその中に身を投じ，自分に与えられた役割を果たしていく．舞台は成功裏に終わることもあれば，心ならず失敗という結果を迎えることもある．極端な不安や緊張は人を疲弊させるが，舞台がはねれば，やがては日常の生活に戻っていく．しかし，統合失調症を発症する人々は日常に戻ることなく，無意識の横溢した世界に押し出されていく．それは次の段階である異常な意味顕現への通路に立たされることでもある．

トレマ期の次にはアポフェニー期がやってくる．アポフェニー（Apophenie）とは主体と対象との関係の変化のあり方であり，他者の目になって自分を客観視することができなくなることを意味する．自分をとりまく世界に異常な意味づけがなされる時，それまでの主体はその座を異常意味意識に奪われ，主体は片隅に追いやられる．自分が自分の主体ではない事態が出来するのである．さらに，異常意味意識が，主体性を帯びていき，本来の主体に代わってその座を奪い取り，それまでの主体を支配する体制を徐々に整えていく．それはアナストロフェ期の到来を意味する．アナストロフェ（Anastorophe）とは，それまでの主体が世界の受動的な中心となる体験であり，具体的には思考伝播や思考吹入，思考化声，幻声などを指す．思考伝播とは自分の考えや思いが直接的に他者に伝わっていると感じる体験を指し，思考吹入は考えを吹き込まれる体験を意味する．思考化声は自分の考えが声になって聞こえる体験であり，幻声は本来なら聞こえるはずのない声が聞こえることを指す．そしてアポカリプス期が到来する．それは連続体としての世界が崩壊し，現実的な意味連続性が失われることを示す．アポカリプス（Apokalypse）とは黙示録をも意味する．コンラートが聖書を意識してアポカリプス期という命名をしたか否かは定かではないが，新約聖書の最終章には「ヨハネの黙示録」があり，意味難解なヴィジョン（Vision）が次々と展開されていく．「ヨハネの黙示録」が意味するところは解明しきれないと思われるが，世界の三大宗教の1つであるキリスト教の聖典に統合失調症的世界と通底していると思われるヴィジョンが展開されていることは意味深い．

ここに至って，妄想の出現によって新たに構築された世界が登場する．無意識の氾濫に自我が凌駕された時，それまでの秩序世界は破壊される．そして，

その無意識の横溢の中を生き抜くためには妄想という新たな秩序が必要な人々もいる．世間通俗的な見地からは，統合失調症者が体験している妄想は狂気の代表格のように映るであろうが，この世とのつながりを何とか保ち，生き延びる術としての妄想という視点から見た時，妄想には人格倒壊の危機に瀕している世界を立て直すための役割が孕まれていることを見出すことができるのではないだろうか．

上記ではコンラートによる統合失調症発症の変遷をたどってみたが，次に各時期における症状の特徴を見ていく．

3　症状の特徴

（1）初期症状

初期症状は，周囲からの圧迫感を漠然と感じる，落ち着けず不安，抑鬱気分，罪責感，注意集中力の低下，不眠，倦怠感，意欲の低下，漠然とした抑鬱，不気味な感覚，記憶力・思考力の減退，頭重感・頭痛，全身倦怠，不眠などの症状が出現する．家族や学校，職場の構成員に対する反感が亢進し，結果的に患者は孤立の状態に陥ってしまうこともある．また，無作法，だらしなさなどが出現する場合もある．

（2）急性期症状

急性期においては，不眠不休の時期が先行した後，一種の超覚醒の状態が出現する．そして妄想気分，妄想知覚，注察妄想，人物誤認，思考化声，思考伝播，作意体験，幻聴，被害妄想，誇大妄想，独語，空笑，昏迷，思考途絶，緊張病性興奮，無為，連合弛緩，滅裂思考，言語新作，言葉のサラダ（断片的な言葉をただ連ねる），自我漏洩症状などを呈する．

意味がつかめず，不快な体験であるのに感情・気分の水準で当然の反応を本人自身が不可解なまま妨げられている様相を呈する．おしなべて，中庸の程よい感じが失われており，概して余裕がもてない状態である．

（3）中間期

中間期は症状の軽減がみられ，余裕を取り戻すことにより，発症に至った病的体験を話すことが可能になり，治療への抵抗を示さなくなる．二重見当識に

代表されるように幻聴があってもそれに支配されないでいられるというように症状と距離を持ち始めることができるようになる．一方，精神病後抑うつの状態を呈し，疲れやすく，泣く事ができず，悲哀感より空虚感が強く，神経衰弱様の訴えがなされることがある．回復に近づくと，退院後のことなどを考えることにより，焦りが全面的に出てくるが，その段階を経て寛解への準備段階に入っていく．この時期においてはある程度の症状が防護的被膜をなしているような様相を呈する．

（4） 寛解期あるいは慢性期

寛解期に先立ち，臨界期が訪れる．臨界期は悪夢，焦慮などの訴えがあり，やんわりとした自閉で自らを守る様相を呈する．徐々に季節感の回復が見られ，自然の移ろいに気遣うことのできる余裕が生まれる．寛解への離脱は発病状況の反復と近似しており，睡眠のリズムと余裕が重要な指標となる．

精神疾患が順調に回復していく人とは，無理なく周囲の理解を得ながら回復していく傾向があるが，脆さ，傷つき易さを残している．残遺型統合失調症と呼ばれる状態においては，感情鈍磨，慢性状態を呈することがあるが，荒廃を示していたものが晩年に寛解する事もある（晩期寛解）．また，ガンや心臓病などの重大な身体疾患の罹患を契機に寛解する場合もある．

おしなべて幻覚・妄想など陽性症状の軽減，消退が見られ，人格の平板化・硬化などもある．一方，数年を経て徐々に元来の温かみを取り戻す場合もあるが，再燃，病勢憎悪を繰返すこともあり，寛解した場合においても再発予防の意識は欠かせない．

統合失調症には大きく分けて陽性症状と陰性症状がある．

> **陽性症状**は幻覚，妄想，顕著な思考形式の障害（思考減裂，思考の脱線），奇異な行動が中心である．
> **陰性症状**は感情の鈍磨・平板化，会話貧困，意欲欠如，無感情，快楽消失，非社会性，注意の欠如などが中心症状となる．

4 統合失調症の下位分類

(1) 破瓜型 (hebephrenic type)

破瓜とは瓜という字が八の字を2つ合わせたように見えることから足して十六の意味が生じた．そこから，十六歳で破れる，つまり思春期発病を意味するようになった．15歳～25歳で発症し，若年型と呼ばれ，陰性症状が主体である．慢性に進行し予後が悪く，緩状に発病していく．勉強，仕事の能率が徐々に落ちていき，理由のわからない欠席，欠勤が目立つようになり，閉居となっていく．

(ⅰ) 思春期状況で崩壊する破瓜病者の病前のあり方

子供時代は演戯をしない子（甘えない，拗ねない，駄々をこねない，手がかからない，おだてに乗らない，叱られることがない子）であった場合が多く，暑さ，寒さ，痛さ，怖さにも無頓着であり，自分の身体や自分自身に対する無頓着さが特徴的である．基本的に世界から自分が受け入れられておらず，自分の未来に希望を託す未来への基本的信頼感に欠けている．他人同士のつながり（第三者）の出現に対する激しい抵抗がない．なぜならば自分が母に受け入れられているという二者関係が乏しい故に，かえって三者関係という新たな疎外状況にも抵抗を示さない．三者関係という状況への抵抗こそ3人状況という社会の原型へ向けての最初の演戯であり，ここから役割行動も生まれる．

(ⅱ) 破瓜病者と思春期状況

病前より第三者がきわめて稀薄であり，他者世界はほとんど構造化されていない．破瓜病者が治療者を含めて相手に求めるものは相手からの受け入れと安心感である．

(2) 緊張型 (catatonic type)

20歳前後で急激に発症，緊張と興奮を主症状とする．緊張が亢進すると昏迷に至る．昏迷とは意識障害ではないが，自発的な身体的・精神的表出を欠いた状態を指し，無言，無動，無反応で一見意識がないかのように見えるが本人の意識は保持されている場合が多い．外界からの刺激や情報の入力は可能であるが，出力ができない状態である．反復する事が多く，症状が周期的に出現しや

すい．緊張型興奮の場合は不穏となって暴れ，緊張型昏迷の場合は，全然動かなくなる．

（3） 妄想型（paranoid type）

30歳代で発症することが多く，妄想と幻覚を主症状として陽性症状が主体である．主として妄想知覚，妄想着想，妄想気分の形で病者の世界に侵襲的に他者が出現する．思春期という一般性が出現する時期に自己の脆弱さを資格・地位・能力・金・真面目さ・努力などで代償しようとする傾向が強く，それらの乗り越えに挫折している状況が背景にあることがある．

（4） 単純型（simple type）

破瓜型に含める事もある．意欲，発動性に乏しく，無為，自閉となり，極端な社会性の低下を来す．

（5） 接枝破瓜病（graft (ed) hebephrenia）

比較的軽度な精神発達遅滞 MR（mental retard）にみられるタイプで，統合失調症が MR に「接ぎ木された」と考えて，この名称がついた．

（6） 潜伏性統合失調症（latent schizophrenia）

統合失調症を今まで臨床的に顕在発症してはいないが，その素因を十分にもっていて発病前駆状態にあると考えられる．

（7） 統合失調症後抑うつ（PSD, post schizophrenic depression）

統合失調症発症後，抑うつを呈する状態を示す．急性期を過ぎたあとの疲弊消耗した状態である．

5 成　　因

（1） 生物学的成因

生物学的成因についてはいまだ全く原因不明であり，よって内因性精神病に位置づけられている．幻覚・妄想に対する説明仮説としてドーパミン仮説（1975）があり，脳内にドーパミン過剰が病因と考えられているが，いまだ解明されておらず，仮説にとどまっている．

（2） 心理学的成因

心理学的成因としてリッズ（Lidz, T.）（1964）は夫婦間の不和（marital

schism）を挙げている．両親の仲が悪く，marital skew（外面的には平和を保っているが片方が欠陥のある方に合わせている）の様相を呈し，片方がもう片方に一方的に合わせている．

ウィン（Wynne, L.）（1958）は一方が自分を犠牲にして片方に合わせている偽相互性を挙げている．偽相互性における4つの特徴として，①役割構造の普遍性，②役割構造が望ましく適切であるという主張，③この役割構造からの独立に対する強い憂慮，④自発性，ユーモア，活気の欠如を挙げている．ベイトソン（Bateson, G.）はダブルバインド・セオリー（double-bind theory, 二重拘束性）を挙げている．これは2つの異なった相矛盾するメッセージを同時に与えられるため，当人は考えが混乱し，身動きがとれなくなり，やがて統合失調症発症に繋がると考えた．しかし，心因性統合失調症の直接的な成因と考えることは，現在においては**否定的**である．

感情表出 EE（expressed emotion）

患者の家族の感情表出が再発に関与するという研究がある．High EE と呼ばれる「やいのやいの」と言う家族は再発の危険率が高まると考えられ，Low EE と呼ばれる心から案じてはくれるが，そっと見守ることを重視し，あれこれ言わずに放っておいてくれる家族の場合は再発しにくいと指摘されている．家族全体のエネルギーが症状に注がれると病気が重くなる．よって普通の部分で付き合う事にエネルギーが注がれると健康な部分が育っていき易い．

6　治　　療

1．身体的治療の歴史

1921　持続睡眠療法がクレージィ（Kläsi, J.）によって考案された．それは患者を薬物により日に15～20時間眠らせることを2～3週間継続することで改善がもたらされると言われた．

1933　マンフレート・ザーケル（Sakel, M.）が，インスリンショック療法を1933年に提唱した．空腹時にインスリンを皮下注射し，強制的低血糖によりショック状態と昏睡を起こし，1時間後にグルコースを注射し覚醒させる．医療事故の危険性もあり，抗精神病薬の開発が進んだこともあって，1950年

代以降は廃れた治療法となった．

1935　ポルトガルの神経科医エガス・モニス（Moniz, E.）がリスボンのサンタマルタ病院で外科医のペドロ・アルメイダ・リマ（Pedro Almeida Lima）と組んで，初めてヒトにおいて前頭葉切截術（前頭葉を脳のその他の部分から切り離す手術）を行った．当時において治療が不可能と思われた精神的疾病が外科的手術で一見すると抑制できたという結果は注目されて世界各地で追試された．モニスはその功績によりノーベル医学賞を受賞した．しかし，その後，しばしばてんかん発作，人格変化，無気力，抑制の欠如，衝動性などの重大かつ不可逆的な結果を伴い治療効果がないことが判り廃絶した．その作用機序はいまだ不明である．

1938　電気ショック療法（electorshock therapy: E. S.）と呼ばれる高圧電流を頭蓋皮膚から前頭葉に流す方法が施行された．てんかんと統合失調症の合併が稀であることから統合失調症に強制的にてんかん様発作を起こさせることで良くなるのではないかという仮説から始められた．現在は麻酔薬と筋弛緩剤によって施療中は患者が苦痛を一切感じることのない修正型通電療法が用いられ，難治性うつ病，自殺念慮が亢進している患者などに施行されているが，その作用機序はいまだ不明である．

2．薬物療法，精神医学リハビリテーション，心理療法の3つの働きかけ

（1）　薬物療法　抗精神病薬の発見

1952年にクロルプロマジン（chlorpromazine）の有効性が偶然に発見され，その後，日本でも1957年から薬物療法が普及し始めた．フェノアジン系で鎮静作用のあるレボメプロマジン（levomepromazine）やハロペリドール（haloperidol）が最も使われており，幻覚，妄想に効用がある．それらの機序はいまだ解明途上にある．

（2）　生活指導療法

内閉的生活に患者を固定させないため，できるだけ社会との接触を保たせつつ治療すること．具体的には開放療法，早期退院，外来通院療法，コミュニティ・ケアなどが挙げられる．

(3) 心理療法
(i) 統合失調症に対する精神分析的アプローチ

精神分析の創始者であるフロイト (Freud, S.) は統合失調症の精神分析は引受けないことの重要性を強調した．その後，フロイトの流れを汲むフェダーン (Federn, P.) は統合失調症患者を精神分析の対象にする場合に，以下の4点を挙げた．それらは，① 自由連想法の放棄（病的な過程それ自体によって無意識材料は十分に提供されているので，それ以上の無意識材料は不要だから），② 陽性転移の分析の放棄（陽性転移を欠いては精神病患者を治療することはできないから），③ 転移神経症を挑発することを放棄（転移神経症は直ぐに転移精神病に発展するから．転移精神病において分析家は迫害者となり，あらゆる種類の妄想や幻覚に支配された構造に組み込まれる），④ 抑圧を保持しようとする抵抗を分析することを放棄（より抑圧された材料や，より一次的な諸過程を開放することは望ましくないから）である．

フェダーン以降は再抑圧ではなく分析が，陽性転移より陰性転移，さらに治療者の逆転移が重要視されるようになっていく．ローゼンフェルト (Rosenfeld, H. A.) は投影性同一視の意義の強調し，サールズ (Searles, H. F.) は治療者の逆転移の意義を強調した．そして，病者と治療者の共生的関係の段階の重要性を強調した．

スポトニッツ (Spotnitz, H.) は統合失調症者に特徴的な自己愛転移を対象転移にかえていくことが心理療法になると考えた．「ジョイニング (Joining)」（反射する，手を結ぶの意味）という技法を用い，病者と部分的に重なり合っている対象との間を分離させることを目指した．

(ii) 統合失調症に対する分析心理学的アプローチ

分析心理学の創始者であり，統合失調症の患者を主たる治療対象としたユング (Jung, C. G.) は患者の幻聴や妄想内容を意味のあるものとして捉え，患者に神話的な知識を獲得させることにより，分裂していた心を統合させることを目指した．そして患者を日常の現実に基礎付けるための元型的枠組みを発見することに力点をおいた．

フィールツ (Fierz, H. K.) は統合失調症者の症状や描画表現を元型的イメージとして理解し，その中でも最も影響力を持つものを中心的経験と呼び，ユ

ングにおけるセルフの概念と結び付けた．

　ペリー（Perry, J. W.）は急性期の統合失調症者が神話的な原初の時代に退行し，進行することがユング心理学におけるセルフの再構成のために行われると考えた．（内的なコスモスの再構築を見る）

　織田尚生はコスモスの再構築過程を体系化するセルフについてその破壊性と複数性を仮定し，治療者の逆転移を心理療法的働きかけの鍵とし，心理療法の対象が病理を重くすればするほど，逆転移反応を検討する意義は増加すると考えた．変容的逆転移の重要性を強調し，病者と治療者の内的変容過程に注目した．

お わ り に

　統合失調症の原因解明には様々な研究がなされているが，未だに明確な病因は判明していない．最初にも触れたように統合失調症は人類が地球上に出現した時から人類と共にあった非常に古い病態であると思われる（ただし，そうでないとする異論も存在する）．どの時代においても，国や民族にかかわりなく或る一定数の発病が見られるということに着目しておきたい．昨今は統合失調症の軽症化が指摘されているが，それはかつて統合失調症の病態が表現していた人類にとっての超越とも逸脱ともいえる側面が他のなにものかによって肩代わりされ始めたため，統合失調症が症状として呈する必要性が低下してきているのかもしれない．仮に他のなにものかが肩代わりしてくれているのだとしたら，その実態は何なのかに我々はしっかりと目を注ぐ必要があるだろう．

　精神疾患に対する一般社会の理解が広がってきたためか，うつ病は市民権を得た感じもあり，自ら「私はうつ病です」と表明する人々も増えている．臨床現場では「うつ病という診断書を書いて下さい」と自ら病名の指定をしてくる患者もいるほどである．一方，統合失調症においては「私は統合失調症です．会社を休みたいから統合失調症という診断をしてください」と依頼する患者はまずいない．この卑近な例を挙げるまでもなく，統合失調症に対する理解と共感は今後ますます必要となるのではないだろうか．

□ 注

ⅰ）統合失調症の病勢増悪・病勢推進のことをいう．「押すこと」のドイツ語 Schub に由来する．シューブを繰り返すと，病的過程（Prozess）が進行して徐々に水準低下を来たしてゆくと考える．

□ 引用文献

1）秋元波留夫：実践精神医学講義．日本文化科学社，東京，pp. 301-302．2002.
2）Bateson, G., Jackson, D., Hayley, J., Weakland, J.: Toward a theory of schizophrenia. Behav. Sci. 1: pp. 251-261. 1956. 佐藤良明訳：精神分裂病の理論化にむけて．思索社，東京，1990.
3）Bleuler, E.: Dementia Praecox oder Gruppe der Schizophrenien. (Franz Deutiche) 1911. 飯田眞・下坂幸三・保崎秀夫・安永浩訳：早発性痴呆または精神分裂病群．117-119, 121, 135-136, 医学書院，東京，1974.
4）Conrad, K.: Die biginnende Schizophrenie: Versuch einer Gestaltanalyse des Wahns, 2. unveränderte Auflage. (Georg Thieme Verlag) 1958. 山口直彦・安克昌・中井久夫訳：分裂病のはじまり：妄想のゲシュタルト分析の試み．岩崎学術出版社，東京，p. 194，p. 276，1994.
5）林道倫：精神分裂病に就て．香川縣醫師会誌．63巻　pp. 193-245．1953.
6）Kraeprelin, E.: Kompendium der Psychiatrie., 1899. 西丸四方・西丸甫夫訳：精神分裂病．みすず書房，東京，1986.
7）Lidz, T., Fleck, S., Cornelison, A.: Schizophrenia and the Family. Int. Univ. Press, New York, 1965. 高臣武史・鈴木浩二・佐竹洋人訳：精神分裂病の家族．誠信書房，東京，1971.
8）Minkowski, E.: La Schizophrénie: Psychoapthologie des Schizoides et des Schizophrénes. Nouvelle édition. Desclée de Brouwer, Paris, 1963. 村上仁訳：精神分裂病――分裂性格者および精神分裂病者の精神病理学．みすず書房，東京，1954.
9）Morel, B. A.: Traité des maladies mentales. Masson, Paris, 1860.
10）中井久夫：分裂病と人類．東京大学出版会，東京，1982.
11）岡崎祐士：精神分裂病の神経発達論的成因仮説．臨床精神医学，(2)　pp. 206-218．1992.
12）Searles, H. F.: Countertransference and Related Subjects., Int. Univ. Press, New York, 1979. 松本雅彦・田原明夫・横山博他訳：逆転移1・2・3．みすず書房，東京，1991，1995，1996.
13）Schneider, K. Klinische Psychopathologie. Georg Thieme Verlag, Stuttgart, 1950; 8 Aufl., 1967. 平井静也・鹿子木俊範訳：臨床精神病理学　改定増補第6版．文光堂，東京，1957.

14) Sullivan, H. S.: Schizophrenia as a Human Process. W. W. Norton & Company Inc., New York, 1962. 中井久夫・安克昌・岩井圭司・片岡昌哉・加藤しをり・田中究訳：分裂病は人間的過程である．みすず書房，東京，1995.
15) 内海健：「分裂病」の消滅——精神病理学を超えて．青土社，p. 11．2003.
16) Wynne, L. C., Rychoff, L. M., Day, J. et al.: Pseudomutuality in the family relations of schizophrenics. Psychiatry, 21:205-220, 1958.

第5章 躁うつ病について

はじめに

うつ病はいつから人間の疾患として登場してきたのであろうか．旧約聖書の『サムエル記・上』には紀元前10世紀にサウル王が精神病性うつ病と思われる状態でダヴィデや実の息子であるヨナタンを殺そうとした記述がある．紀元前5世紀にはヒポクラテス（Hippocrates）が人間のからだは血液，粘液，黄胆汁，黒胆汁で構成されており，これらのバランスが崩れると心身の不調を招く四体液説を提唱した．ヒポクラテスは黒胆汁が過剰になるとメランコリー状態（抑うつ）が引き起こされると考えたのである．

1 躁うつ病概念

近代以降のうつ病に関する概念はファルレ[3]（Falret, J. P.）（1851）の「交代精神病」を経て，クレペリン[7]（Kraeprelin, E.）（1899）が「躁うつ病」という名称と概念を教科書第6版で確立させた．その後，DSM-Ⅲ（1980）では「感情障害（affect disorder）」，DSM Ⅲ-R（1987）とICD-10（1992）では「気分障害（mood disorder）」という名称に変更され，DSM-Ⅳ（1994）でも「気分障害（mood disorder）」という名称が引き継がれている．2014年に改定されたDSM-5では「双極性及び関連障害（bipolar and related disorders）」と「抑うつ障害・うつ病性障害（depressive disorders）」となり，単極型うつ病と双極型うつ病は別の病態として弁別されることになった．

「うつ病」のパーソナリティ特徴として，クレッチマー[9]（Kretchmer, E.）（1921）は善良，親切，社交的な特徴を持つ「循環気質」，下田[11]（1941）は，真面目で融通が効かない「執着気質」，テレンバッハ[12]（Tellenbach, H.）（1961）

は律儀で几帳面であり，責任感が強く，秩序志向性の高い「メランコリー親和型」を挙げている．クラウス[8]（Kraus, A.）(1977) は良好な「外的適応」を果たしているが，自己の中の充実感や「内的適応」を犠牲にし，役割との過剰な同一化がうつ病を招来すると考えた．

一方，1970代にうつ病相に軽躁状態を併せ持つ気分障害が取り出され，日本でも笠原・木村[6]（1975）による分類の「葛藤反応型」，広瀬[4]（1977）の「逃避型抑うつ」，松浪[10]（1991）の「現代型うつ病」，安部ら[1]（1995）の「未熟型うつ病」などが提唱されていく．北米ではアキスカル[2]（Akiskal, H. S.）(1983) が抑うつ状態において将来軽躁となる予測因子として，気分の不安定性，上機嫌と不機嫌の間を短期間で揺れ動く「むら気」を挙げ，双極性スペクトラム（bipolar spectrum）なる概念を提出し，1994年に「双極Ⅱ型障害」がDSM-Ⅳの正式病名として登録された．内海[14]（2006）は双極Ⅱ型障害のうつ病像の特徴として「不全性」「易変性」「部分性」の3指標を取り出し，対人過敏，摂食障害，自傷行為の併存が多いことを指摘している．

臨床心理学の分野では土屋[13]（2012）が双極Ⅱ型障害と診断された2名の女性患者を対象にロールシャッハテストとTAT[i]を用い，双極Ⅱ型障害の臨床心理学的アセスメントについて新しい提案を試みている．土屋によるとロールシャッハ法では主観的認知，恣意的思考，作話反応という統合失調症圏，境界性人格障害圏の可能性を否定できないほどの病理的特徴が見られたが，TATではこれらの方向の病理性を示唆する特徴は見られなかったという．この2つの投影法検査に現れたズレは主として双極Ⅱ型障害の重要な特徴とされる軽躁がロールシャッハ法には繊細に影響を与え，統合失調症圏や境界性人格障害の可能性を否定できないほどの歪みを出現させるが，それは本質的に統合失調症や境界性人格障害による歪みとは異なる次元のものであるため，現実的規定性を強くもつTATには投影されないからであると述べている．双極Ⅱ型障害は臨床現場においては今までにないうつ病像として大きな注目を浴びており，精神医学の分野では様々な論考が呈示されている．

2　躁うつ病の実態

　躁うつ病の有病率は3-5％であるとされ，躁うつ病の方が統合失調症より疾患スペクトラムが広い．病態として，**双極型**は躁とうつの両病相を繰返すタイプであり，性差はない．**単極型**は躁または鬱の一方しかみられないタイプであり，性差は欧米においては男：女が1：2で，日本は1：1であると指摘されている．双極型よりも単極型うつ病が圧倒的に多い．

　発症年齢は大きく二峰に別れ，1つは大人になりかける20歳代前半であり，もう1つはそれまで死を視野に入れていなかった人々が親や友人，知人の死を身近に経験することにより，少しずつ自らの死の準備を意識し始める40-50歳代であると言われている．その他，児童期，老年期におけるうつ病発症もある．児童期のうつ病は就学における不適応や友人関係に起因するもの，発達障害の二次障害として顕在化するものなどがあり，老年期のうつ病は役割の喪失や配偶者の死，身体疾患，経済的困窮などに起因するものなどがある．

　遺伝性については双極型の方が単極方に比べ，遺伝性が強いことが指摘されている．双生児を対象とした調査研究によると一卵性双生児の場合，片方がうつ病を発症した場合にもう片方も発症する確率が70％であるのに対し，二卵性双生児の場合は，片方が発症した場合，もう片方が発症する確率は20％と言われている．**自殺**はうつ病者に多く，抑うつが最も重篤な極期ではなく，むしろ回復期に自殺が多いことに配慮する必要がある．回復期に自殺が多いのは，抑うつの症状が軽減・消退してもうつ病を招来した根本的原因が未解決な場合など，現実生活に復帰することへの不安や拒絶が背景にあるため，体力や実行力が回復することにより，皮肉にも自殺の決行が可能となり，既遂に至ってしまうからである．

　うつ病の**原因**は現在のところ不明であるが，脳内モノアミン仮説がある．モノアミンとはドーパミン，ノルアドレナリン，アドレナリン，セロトニン，ヒスタミンなどの神経伝達物質の総称である．そのうち，ノルアドレナリン，ドーパミン，セロトニンは精神疾患と密接な関連があることが示唆されており，気分障害，不安障害，統合失調症に関する仮説が提案されている．いずれの仮

説も治療薬の作用機序から患者脳内におけるモノアミンの異常を推定しているという共通点を有する．

3　症　　状

（1）うつ状態

自我感情の低下を特徴として，自らを過小評価し，自責の念が亢進し，劣等感に苛み，悲観的，絶望的になる．気分の面では憂うつ，悲哀，寂しい，不安であり，焦燥感が募り，苦悶する状態である一方，喜怒哀楽の感情が生起しない無感情，反対に激越性の怒りを呈する場合もある．身体感情として不調，不健康感がある．

意欲・行為の点からみると，個人面では，制止，寡言，寡動，昏迷の状態になる一方で焦燥感が募り，徘徊する場合もある．社会面では閉居，厭世的になり，自殺への思いが高まることが多い．自殺念慮は4分の3の人が持つと言われ，実際に15％の人が自殺企図をし，10％は自殺既遂となることが指摘されている．

思考の観点からみると，形式面では抑制状態となり，内容面では微小妄想（罪責，貧困，心気，虚無妄想）が亢進しやすい．身体機能の面では不眠（浅い眠り，早朝覚醒）になりやすく，食欲低下，痩せ，便秘，性欲低下，頭重，頭痛，肩こり，しびれ，発汗，口渇，倦怠，日内変動が挙げられる．日内変動とは抑うつ状態の程度の変化が1日のうちに見られる事で，朝に悪い型は午前中に鬱状態が最も強く夕方は多少和らぎ，夜に悪い型は朝方は抑うつ状態が比較的ましであるが，夕方になると抑うつが亢進する．

うつ状態では抑うつ気分が亢進し，気が沈む，塞ぐなどがあるが，悲しむことすらできない悲哀不能の状態に陥る場合もある．喜怒哀楽という感情自体が沸いてこない感情喪失感，苦痛の永続感に囚われ，絶望的切迫感に圧倒される．

焦燥感，不安感が亢進すると激越性うつ病となり，じっとしておられず，不穏となる場合もある．意欲・活動性の低下，活動の緩慢化が亢進するとうつ病性昏迷の状態に陥る．

身体症状が前景に出て精神症状が目立たない場合は仮面うつ病と呼ぶ．

（2）　躁状態

　自我感情の高揚を特徴とし，自己評価は高まり，自分を誇大に捉え，自信過剰となり，過度に楽観的になる．気分は爽快，好機嫌であり，少しの刺激にも過剰に反応する易刺激の状態となる．身体感情として自分は絶好調であると感じ，健康感に溢れ，疲れを感じない．

　意欲・行為の側面では，個人面は意欲が亢進し，多弁・多動になり，行為心迫となり，精神運動興奮を来す．社会面では過剰にやりすぎ，脱線となり，高額な買い物を見境なくする濫費，やたら外出し，約束はなくとも次々と知人宅を訪問する，時に暴力行為に出る，などがある．思考は形式面では観念奔逸となり，内容面は誇大的となる．身体機能は不眠（早朝覚醒）であるにも拘わらず，疲れを感じることがなく，食欲亢進，性欲亢進，気分の高揚，自己愛的万能感を伴なう自我感情の高まりが見られる．他者排斥的態度となり，攻撃的傾向が前面に出てくることもある．活動性が極度に高まり抑制減退，脱抑制状態となり，何かをしないではいられない行為心迫の状態を呈し，行動内容が目まぐるしく変わる．睡眠障害が伴うことが多く，浅く短い睡眠しかとれないにも拘わらず不眠の辛さや疲労を自覚しないのが特徴である．

4　原因と誘因

　躁うつ病の原因には内因性，心因性，外因性がある．内因性躁うつ病とは現在は器質的要因が解明されていないが，いずれ解明されるであろうと期待されてはいるが，その成否はいまだ不分明なものを言う．心因性躁うつ病とはいじめや対人関係の葛藤など心理的要因によって発病するものであり，外因性躁うつ病は事故や怪我，脳炎など脳機能異常などをこうむることにより，脳機能変調から症状が引き起こされるものを言う．

　これらの誘因として状況因が挙げられる．

　状況因としては，何故そのような事で抑うつになるのかと訝しがられる誘因として昇進，新築，結婚などがある．昇進すればさらに業績を上げねばならないと頑張り，家を新築すれば隣近所への気配りや親戚・知人を自宅に招待してもてなす，結婚すれば早く婚家に馴染みよい嫁として遇されなければならない

など，周囲の評価を気遣いこれまで以上の多大な労苦を続けるため心身の疲弊を招くからである．また，「荷おろしうつ病」といってストレスフルな状況が続いてやっとそれから開放されたと思いきや，うつ病になってしまう場合がある．例えば長年，介護に明け暮れやっと看取りを終え，介護から開放された途端に自分自身がうつ病になってしまう場合などである．簡単にそれまで担っていた負荷を降ろすと生きるエネルギーを奪われてしまい，かえって抑うつを招いてしまうと考えられる．課題が重く圧し掛かってきている場合，「抑うつ」という症状が自分自身の課題と向き合い，きっちりと見る事を要求していると考えると，症状がその人の生き方を見直す契機になる場合も少なからずある．逆に負荷が躁病を引き起こすことがあり，例えば「葬式躁病」などが知られている．

5　パーソナリティ特徴

（1）うつ病

クレッチマー（Kretchmer, E.）はうつ病に罹患する人のパーソナリティ特徴として「循環性格」を挙げ，うつ病になる人の病前性格として善良，親切，社交的，陽気，活発を指摘している．下田光造は「執着気質」とし，真面目で融通が効かず，1つのことにのめり込む傾向があり，一面的な生き方を挙げている．テレンバッハ（Tellenbach, H.）は下田の「執着気質」と相通じる「メランコリー親和型」を挙げ，その特徴として秩序愛（秩序志向性）を指摘している．秩序から外れた事に弱く，律義，几帳面，責任感の強さなどが特徴である．クラウス（Kraus, A）は「役割との過剰な同一化」を挙げ，良好な「外的適応」を果たしているが，自己の中の充実としての「内的適応」を犠牲にしていることを指摘している．そして秩序志向性，対他的配慮性，役割との過剰な同一化など，これらの維持が困難な時，メランコリー発症の危機を招来すると考えた．

（2）神経症性うつ病（抑うつ神経症），葛藤反応型うつ病

精神病性うつ病の特徴としては日内変動，早朝覚醒があるのに対し，神経症性うつ病の場合は，日内変動はなく，早朝覚醒がないことが指摘されている．

精神病性うつ病と神経症性うつ病では病前のパーソナリティ特徴，発症状況が異なる．

神経症性うつ病の発症状況として，対人葛藤に苦しむことが挙げられる．彼らは対人希求（自分を受け入れて欲しい，親密になり心を通い合わせたい，甘えたい）という欲求が強く，同時に他者に拒まれる不安も高い．他者に受け入れられたいという欲求が亢進すればするほど，人から見放されるのではないかという不安が高まり，それが対人関係における悪循環を招き，その葛藤が心理的苦痛の限界に達した時，発症に至ることがある．

(3) 躁うつ病（双極性感情障害）

躁うつ病に罹患する人の病前性格として同調性，協調性があり，精力的で多少なりとも自己を押し出す傾向が強い側面があることが指摘されている．うつ病相でも元来はエネルギッシュな人という印象を与え，体質的・素因的要因が関与していると考えられる．躁病は近親者の死亡，急激で耐え難い心理的重圧を契機として発症する場合がある．

(4) 薬剤性うつ

レセルピン，ステロイド，ピル，高血圧の薬などの長期に亘る服薬はうつ状態になり易い傾向をもった副作用があり，これらの薬を服薬している人は薬剤性のうつ病発症に注意することが必要である．

6　薬物療法

表5-1は抗うつ薬の一覧表である．

躁状態に対しては抗精神病薬のリスペリドンなど鎮静作用のあるもの，気分の波を穏やかにする炭酸リチウムが用いられる．鬱状態に対してはイミプラミンなど意欲を揚げる薬が用いられる．抗うつ剤は第1世代の薬から第4世代の薬まであるが，一般的に抗うつ剤への依存性は低く，抗不安薬への依存性は比較的高いと指摘されている．双極Ⅱ型障害の場合，背景にある軽躁状態が見逃され，うつ病として抗うつ薬が投与されると薬剤性に躁状態が惹起されて躁うつ病へと発展する危険性がある．よって軽躁状態が疑われる場合は抗うつ薬ではなく気分安定薬を投与することが医原性の躁うつ病形成を回避することに

表5-1 抗うつ薬

分類	一般名	商品名	用量(mg)	備考
三環系化合物など	imipramine	トフラニール	25〜300	最初の抗うつ薬
	clomipramine	アナフラニール	50〜225	強迫症状にも有効
	trimipramine	スルモンチール	50〜200	
	lofepramine	アンプリット	20〜150	
	amitriptyline	トリプタノール	30〜150	鎮静作用が強い
	nortriptyline	ノリトレン	30〜150	
	amoxapine	アモキサン	25〜200	速効性，錐体外路症状
	dosulepin	プロチアデン	75〜150	
四環系・二環系など	maprotiline	ルジオミール	30〜75	
	mianserin	テトラミド	30〜60	
	setiptiline	テシプール	3〜6	
	trazodone	レスリン	75〜200	
SSRI/SNRI*	fluvoxamine	デプロメール	50〜150	強迫性障害にも有効
	paroxetine	パキシル	10〜40	パニック発作にも有効
	milnacipran	トレドミン	50〜100	

出典）氏原寛，亀口憲治，成田善弘ほか：心理臨床大事典［改訂版］，培風館，東京，p.805, 2005.

繋がる．

7　躁うつ病に対する対応

（1）うつの場合

病相期にある場合は認知が歪んでいることが多く，切羽詰まった状態に陥るため，自傷他害，離婚，退職，退学など大きな決断をしたがる傾向がある．また，うつ病は車に例えればガソリンを使い果たしたいわばガス欠状態にあり，特に内因性のうつ病に対しては「がんばれ」などの励ましは禁忌である．しかし，現実逃避の強い心因性のうつ病には現実との直面化も時には大切である．

躁状態は躁的防衛と見做すことができ，それによって抑うつ的不安を防衛していると考えられる．また，希死念慮自体が自殺を食い止める防波堤になっている側面もある．何故ならば自殺をイメージすることが，自殺そのものの実行

の代替効果を内包していると考えられるからである．抑うつになることで，これ以上の心的エネルギーの消耗を防ぎ，いったん立ち止まる事によりこれまでの自分の人生を振返る機縁ともなる．よって，症状を簡単に消すことを第一義とするのではなく，本質的な治癒のためには抑うつ状態を充分にやりきる必要がある．うつ病は深層心理学における心の構造のエゴとセルフの間が切れている状態を示しており，「本来の自分を生きたい」という心の叫びを犠牲にしている状態と見做すことができると考えられる．
　（2）　躁うつ病の心理療法
　心理療法導入に際しては患者の発達過程，病前性格，精神力動を検討する必要がある．

8　笠原・木村（1975）の多軸診断の試み

　笠原・木村（1975）はうつ病の診断に際し，①病前性格，②精神病状，③発症状況，④病前の社会適応，⑤治療への反応を考慮することの重要性を挙げている．
　表5-2は笠原・木村（1975）のうつ病の分類表であり，臨床実践の現場において非常に重要な視点を提供するものとして現在も尊重されている．
　笠原・木村は第Ⅰ型　内因性の単極型うつ病，第Ⅱ型　両極型の躁うつ病，第Ⅲ型　抑鬱神経症，第Ⅳ型　偽循環病性統合失調症，第Ⅴ型　悲哀反応を呈示している．

9　面　　　接

　初回面接において患者がどの分類に当てはまるかを総合的に考えることは治療の見通しを予想するために大きな手助けとなる．
　（1）　初回面接
　患者は挫折感，自責の念に打ちのめされた状況で，最後に残された気力を振り絞り，精神科ないしは心理という高い敷居を越えてやってきていることを配慮する大切さが挙げられる．初回面接時は診断のための情報収集よりも継続し

表 5-2 うつ状態

類型\項目	病像	亜型	病前性格	発病状況	治療への反応
Ⅰ型	精神症状と身体症状の双方を具備する典型的うつ病像，しばしばその症状は網羅的で，かつ多くの例において画一的である	Ⅰ-1：単相うつ病，しばしば軽症 Ⅰ-2：軽躁（あるいは躁）の混入 Ⅰ-3：持続的葛藤の二次的な露呈 Ⅰ-4：非定型精神病像の混入	メランコリー親和型性格（Tellenbach），執着性格（下田，平沢）	特有の状況変化頻度高し（転勤，昇任，家族成員の移動，身体疾患への罹患，負担の急激な増加ないし軽減，出産，居住地の移動と改変，愛着する事物あるいは財産の喪失など）	治療意欲高し抗うつ剤によく反応，時にニューロレプチカの併用を要す．精神療法は支持的療法で十分
Ⅱ型	Ⅰ型に準じるが，個別症状をⅠ型ほど網羅的にもたず，画一性にもとぼしい	Ⅱ-1：躁とうつの規則的反復 Ⅱ-2：主としてうつ病相のみの反復 Ⅱ-3：主として躁病相のみの反復 Ⅱ-4：非定型精神病像の混入　躁・うつ混合状態あり	循環性格（Kretschmer）	Ⅰ型ほど明白でない場合多し．生物学的条件の関与少なからず（季節，月経，出産など）	抗うつ剤への反応はⅠ型ほどよくない
Ⅲ型	Ⅰ型のように一連の症状を完備せず，時に依存性，誇張性大．その他の神経症症状併存．自責傾向少なし．他責的傾向あり	Ⅲ-1：神経症レベルにとどまるもの Ⅲ-2：一過的に精神病レベルに落ちこむもの	未熟　秩序愛ならびに他者への配慮性少なし	過大な負担，性格的弱点にふれるような困難，対人葛藤，成熟危機	抗うつ剤ほとんど無効．本格的な精神療法を要す
Ⅳ型	うつ病像の非典型性，アクティング・アウト，自己アイデンティティ拡散，無気力がめだつ．躁病相もありうる．ただし，躁もうつも病相の長さは短い．（いわゆる境界例にあたるもの多し）	Ⅳ-1：うつ病像のみ Ⅳ-2：躁病像をも併せもつもの	分裂質	個別化の危機（恋愛，性愛体験，宗教体験，孤立，自立，旅行，受験など）	抗うつ剤による根本的改善なし．精神療法もしばしば困難
Ⅴ型	悲哀体験への反応としてのうつ状態	Ⅴ-1：正常悲哀反応 Ⅴ-2：異常悲哀反応 Ⅴ-3：精神病レベルの症状の混入	特徴なし	悲哀体験	抗うつ剤無効
Ⅵ型	その他のうつ状態．症状の非典型性，多様性，他種の症状の併存	Ⅵ-1：明白な身体的基盤をもったうつ状態（症候性，医薬原性など） Ⅵ-2：老年性変化が基盤に推定されるもの Ⅵ-3：若年のうつ状態 Ⅵ-4：その他	「病前性格-発病状況-病像-経過」をセットとするこのまとめたもの		

資料）　笠原嘉・木村敏：うつ状態の臨床分類に関する研究．精神神経学雑誌 77, p. 715-735. 1975.
出典）　松下正明総編集：臨床精神医学講座 4 気分障害．中山書店，東京，p. 103. 2001.

分類表

経　過	年　齢	体　型	生活史	家庭像	仮　称	従来の診断名との関係
概して良好，ふつう一定の時間（3か月から6か月が多い）を要して治癒，反復傾向はⅡ型より少ない．亜型Ⅰ-3は遷延すること多し	中年から初老期に多し．ただし20代，30代にもまれならず．10代にもありうる	どちらかというと細長型	発病前の社会適応良好，仮面うつ病的な身体的違和をもつこと多し	原則として病者自身が家庭内での精神的経済的支柱であること多し．伝統志向的な家庭	メランコリー性格型うつ病，あるいは性格（反応）型うつ病	内因うつ病 軽症うつ病 反応性うつ病 心因性うつ病 神経症性うつ病 抑うつ神経症 更年期（退行期）うつ病 非定型精神病
概して良好であるが，反復傾向Ⅰ型より高い	初発は若年期に比較的多く，晩発は少ない	肥満型多し	インターバルにおいての社会適応はⅠ型ほど十分ならず	家庭内に権威的もしくは庇護的人物をもつ．大家族構成多し．伝統志向の強い家族	循環型うつ病	躁うつ病 内因性うつ病 循環病 循環性うつ病 非定型精神病
慢性化遷延化の傾向強し	2つあり，1つは10代後半から20代，今1つは40代，50代	特徴なし	すでにうつ病発病前から神経症症状もしくは性格神経症的傾向を示す	特徴なし	葛藤反応型うつ病	神経症性うつ病 抑うつ神経症 反応性うつ病 心因性うつ病 心因反応 更年期（退行期）うつ病 Claiming depression Hysterodepression
早晩分裂病性症状を発現する	青春期後期	細長型多し	少年期，青春期前期において「模範児童」的．自己アイデンティティをめぐる困難前駆すること多し	分裂病の家族研究として知られる特徴を示す場合多し	偽循環病型分裂病	神経症性うつ病 無気力反応 Student apathy 境界型分裂病 慢性軽症分裂病 分裂質
一過性，ただしⅤ-2は遷延多し	特徴なし	特徴なし	特徴なし	特徴なし	悲哀反応	神経症性うつ病 抑うつ神経症 反応性うつ病 心因性うつ病 心因反応
分類の視点からはとらえられないうつ状態を					その他のうつ状態	症候うつ病 医薬原性うつ病 老年うつ病 脳動脈硬化性うつ病 若年うつ病 Ictal depression

（2）　治療初期

　治療をめぐって患者と医師の間で信頼関係が形成される時期である．患者は生物学的にも心理学的にもエネルギーが枯渇した状態である．それにも拘わらず，患者は本来持っている責任感，義務感からなおも活動し続けようとし，思い通りにできないことで益々自責の念にさいなまれ，自己評価が下がっていくという悪循環に陥っている．よって休養を勧めても彼らは休養することをためらい，あるいは休養することが更なる心的負担となってしまう傾向がある．治療者は抑うつ状態が「気の持ち方」や「怠け」ではないことを患者にはっきりと伝えることが大切であり，「心身ともに疲弊しきった状態」であることを繰り返し説明することが重要である．逆に過剰に自ら「うつ病である」と主張して，医者の承認を求めてくる患者にはその背景に疾病利得の存在を考えて安易に承認すべきではない．

　休養の大切さを具体的にイメージしてもらうために「あなたは足を骨折しているのに歩こうとしている状態ですよ」「高熱が出ているのに，難しい数学の問題を解こうとしているようなものですよ」などの言葉かけの工夫が必要である．休養が文字通り大切であり，それまで無理の効いていた過去への「しがみつき」を断念してもらうことを休養は意味している．「無理の効いていた過去」とは実は幻想的ともいえる世界との一体感によって構成されていることが多い．故にこれを放棄することは患者にとって，それまでの自分のみならず，自分を取り囲んでいた世界をも失うことにつながるため，休養に対し頑強な抵抗を示す．逆に自ら積極的に休養を要求してくる患者には慎重な対応が必要である．「うつ」とは喪失を受け入れ，断念できずに苦しみもがいている状態を指す．ここで云う喪失の対象とは具体的外的対象関係というより，内的な対象関係を指し，具体的には自我を支配していた価値観を意味する．さらに，薬の有効性と副作用についての丁寧な説明，経過が一進一退であることの説明，治癒時期の予想，それまでの人生にかかわる決定（結婚，離婚，退学，退社，転職など）の延期などを伝えておくことが大切である．

　（3）　治療の中期・回復期

　治療初期が指示的な側面に傾くのに対し，支持的な方向に重心が移動する．

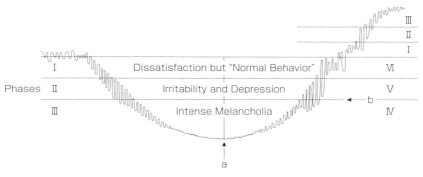

図 5-1　うつ病の経過図（クレーネス）

出典）　内海健：うつ病新時代 双極Ⅱ型障害という病．勉誠出版，東京，p.175．2006．
資料）　Mental Depression and Their Treatment. The Macmillian Company, 1957.

　うつ病の回復期は身体病に例えれば，熱が引いた後の体力がまだ戻っていない状態なので，ぶり返しに注意しながらとにかく無理をさせないことが大切である．「せっかく病気になったのだから，この際これを今後の生き方について考えるチャンスにしませんか」などの言葉かけも有効である．回復期は余裕が出てくると同時に，病相期では「うつ」によって守られ，見えなくなっていた心的葛藤，あるいは外的現実に対する不安が甦ってくる時期でもあり，そのことに対し，特に配慮しておく必要性がある．回復期に自殺が多いのは，自殺に向かう活動エネルギーが生じるだけではなくクレーネスの図 5-1 にあるように微視的な落ち込みの波状攻撃により，患者が治療者の気づかない間に絶望に追い込まれてしまうためであると内海は述べている．

10　自殺予防のために

　先にもうつ病は自殺念慮，自殺企図を抱く，特に回復期に自殺が多いことを述べたが，自殺予防一般のための実践的対応として生田(2000)[5]の論考を以下に記すこととする．

　　もしわれわれが先に述べてきたような自殺企図の徴候を感じ取ったとすれば，何をなすべきであろうか．まず相手に率直に正面から真摯な態度を

もって，そのことを尋ねてみるべきである．このときもちろん当人に支持的・受容的に接することは，当然の前提である．このとき，一方的に倫理的・道徳的な立場から自殺念慮を非難したり，善悪の問題に矮小化して相手に罪責感を抱かせたり，また逆に困難な状況を否認し気休めや慰めをして絶望感や不信感を抱かせるようなことをしてはならない（うつ病者を励ますのと同様）．両価的な段階においてはそれほど治療関係がこじれていない限り，正直に返答が得られることが多い．

そのときもし自殺念慮を確認し得たら，次にいつ，どこで，どのような方法でするつもりかを尋ねてみる．それらが具体化されていればいるだけ危険性が大きく，さらにその3つがすでにもう特定されているとしたならば，自殺企図の蓋然性は高いと評価しなければならない．しかもいったん自殺決行決意後の段階では本人の防衛が強固になるため，それを探ったり翻意させるには大きな抵抗を覚悟しなければならない．その際，本人の変化を待つには，こちら側の終始支持的受容的な態度と，時が熟するのを待つだけの心構えが必要となる．

前述のように自殺の三条件のどれが欠けても自殺は成立しないのであるから，それらの同時成立の一瞬をはずすことが防止につながる．その危惧を抱かざるをえない人には，24時間の心の絆が切れないように，例外的にたとえば治療者の電話番号を知らせておくことも必要となろう．それを教えても，実際に電話がかかって来ることは稀である．むしろ「いつでも連絡を取れる」ということの安心感による保証的意味あいが有効に機能するのであろう．

なお一部に自殺について話し合うことが逆に自殺を促進する方向に作用するのではないかという危惧があるが，前述のように充分に受容的支持的な態度で時間をかけて接したならばそのようなことはない．むしろ自殺念慮を感じ取ったなら，その意図，意味，その行為の帰結，波及効果などを1つの思考実験として徹底的に語り合うほうが抑止的に作用するであろう．それによって自殺行動を現実の世界ではなくて観念の世界で成就させるのである．その際に大切なことは，自殺念慮を相手の人生に対する「真面目な1つの考え方」としてひとまず認めた土俵の上で話し合うことである．

おわりに

　昨今，うつ病に対する世間一般の理解は広がりつつある．先にも述べたように「うつ」とは喪失を受け入れ，断念できずに苦しみもがいている状態であると考えられる．喪失対象とは患者本人の価値観であり，いったん築き上げた価値観を手放すことの難しさが課題として挙げられるだろう．同時に病相期では「うつ」によって守られている側面がある，という見方はうつ病の回復期への繊細な配慮として患者のみならず，家族をはじめ患者を取り巻く全ての人が心得ておく大切な側面であると思われる．

◻︎ 注

ⅰ）TAT（Thematic Apperception Test，主題統覚検査）は Murray, H. A. を中心とするハーバード大学心理学クリニックのスタッフが1943年に考案した投影法心理検査である．呈示された絵に対して作られる物語から，それを作った被験者のパーソナリティの特徴を明らかにすることを目的とする．この検査の用具は多様な受け取り方が可能な場面を描いた図版30枚と，何も描かれていない白紙図版1枚から構成されている．これら31枚の図版から何枚かを選び（Murray 方式では20枚），被験者に1枚1枚見せ，それぞれの図版についての物語を作ってもらう．Murray は TAT の解釈法として「欲求─圧力分析」を挙げている．物語の主人公はほぼ被験者自身を表しており，主人公の衝動，願望，意図など，彼（彼女）が環境に向かって発する力（欲求）と，環境から主人公に対して発する力（圧力）を詳細に吟味すれば，被験者の行動の支配的な動機と環境の捉え方を理解できると考えるものである．

◻︎ 引用文献

1）安部隆明・大塚公一郎・加藤敏：「未熟型うつ病」の臨床精神病理学的検討──構造力動論（Janzarik, W.）からみたうつ病の病前性格と臨床像．臨床精神病理，16: pp. 239-248，1995．
2）Akiskal, H. S.: The bipolar spectrum: new concepts in classification and diagnosis. In Hales, R. E., Frances, H. J. (eds.) Psychiatry update: American Psychiatric Association annual review. American Psychiatric Press, Washing-

ton D. C., 1983.
3) Falret, J. P.: Cours des Maladies. Gazette des hôpitaux, Paris. 1851.
4) 広瀬徹也:「逃避型抑うつ」について，宮本忠雄編「躁うつ病の精神病理2」弘文堂，東京，pp. 61-86. 1977.
5) 生田孝:青年期心性の臨床 精神病理学の視点から．金剛出版，東京，pp. 66-67. 2000.
6) 笠原嘉・木村敏:うつ状態の臨床分類に関する研究．精神神経学雑誌 77: pp. 715-735. 1975.
7) Kraeprelin, E.: Kompendium der Psychiatrie., 1899, 西丸四方・西丸甫夫訳:精神医学教科書第6版 躁うつ病とてんかん．みすず書房，東京，1986.
8) Kraus, A.: Sozialverhalten und Psychose Manisch-Depressiver, Enke, Stuttgart, 1977, 岡本進訳:躁うつ病と対人行動．みすず書房．1983.
9) Kretchmer, E: Körperbau und Charakter: Untersuchung zum Konstitusionsproblem und zur Lehre von den Temperamenten, 1921, 相場均訳:体格と性格——体質の問題および気質の学説によせる研究——．文光堂，東京，1968.
10) 松浪克文・山下善弘:社会変動とうつ病．社会精神医学 14: pp. 193-200. 1991.
11) 下田光造:躁鬱病の病前性格に就いて．精神神経学雑誌 45: pp. 101-102. 1941.
12) Tellenbach, H.: Melancholie: Zur Problemgeschichte, Typologie, Pathogenese und Klinik. Springer, Berlin/Göttingen/Heidelberg, 1961. 木村敏訳:メランコリー．みすず書房，東京，1978.
13) 土屋マチ:ロールシャッハ法とTATを用いた双極II型障害のアセスメント．心理臨床学研究 29(6), pp. 739-749. 2012.
14) 内海健:うつ病新時代 双極II型障害という病．勉誠出版，東京，pp. 73-78, pp. 87-92. 2006.

第6章　再生医療・先端医療の功罪

はじめに

　かつて「人生50年」と言われたように日本人の平均寿命は約50年であった．第二次世界大戦後，高度経済成長と共に日本人の平均寿命は延び続け，2014年には男性は80.50歳，女性は86.83歳の長寿大国となった．しかし，寿命が延びることが人間にとって真の幸せと言えるのであろうか．例えば65歳で定年退職した後，15-20年に亙って十分な経済的裏付けがあるのか，病気もせず健康なままでいられるのか，家族を含め人間関係に恵まれているのか，など様々な課題が山積していると言えよう．1990年代はじめより，世界銀行，WHO，ハーバード大学等の研究グループにより導入された障害を考慮に入れた平均寿命として障害調整生存年 DALY（disability adjusted life years）という考え方がある．これは様々な疾病による負担と障害の度合いを加味して失われた年数（生きられたはずの年数＋障害をもった年数）を計算する方法であり，疾病による負担を死亡，発病頻度，有病率という単純な数字ではなく，疾病が与える負担を量的に測定する試みである．

　人間は古今東西，不老不死を追い求め，いつまでも若く元気でありたいと願ってきた．また，難病や様々な成人病に対する治療の試みもなされてきており，その最先端の研究実践として再生医療がある．本章では山下（2005）[5]の論考をもとに再生医療，先端医療について考えていきたい．

1　先端医学は人のあり方を変えるか

幹細胞と再生医学

　ヒトをはじめとする生物の発生は受精卵という1個の細胞が分裂増殖しなが

ら様々な機能を獲得し，種々の細胞が協調して機能することにより，さらに高次の機能単位を形成していくと考えられている．分化とは細胞が様々に多様化し，ある一定の機能を持つ細胞に変化していくことを意味する．再生医学は細胞分化の過程を生体の内外で再現し，生体が必要とする細胞を補い，失われた機能を回復させる医学である．

　再生医学を考える上で幹細胞の概念は欠かすことができない．幹細胞とは体を構成する様々な細胞のもとになる細胞であり，種々の細胞への分化機能を維持したまま増殖することができる．

　ES細胞（embryonic stem cells, 胚性幹細胞）は発生の早期の胚において，将来胎仔を形作る細胞の塊を取り出して培養した細胞であり，体中の全ての種類の細胞に分化することができる「万能」の幹細胞である．ES細胞は心筋梗塞，心筋症，脳梗塞，アルツハイマー病など従来は治療が難しかった疾患に対する再生医療の切り札として期待されていた．しかし，ES細胞は中絶胎児の幹細胞を使用するため倫理的側面から研究を進めがたい側面があった．

　一方，iPS細胞（induced pluripotent stem cells, 人工多能性幹細胞）とは，体細胞へ山中ファクターと呼ばれる4種類の遺伝子を導入することにより，ES細胞のように非常に多くの細胞に分化できる分化万能性（pluripotency）と，分裂増殖を経てもそれを維持できる自己複製能を持たせた細胞のことである．iPS細胞は京都大学の山中伸弥らのグループによって，マウスの線維芽細胞から2006年に世界で初めて作られ，2012年のノーベル生理学・医学賞をガードン（Gurdon, J.）と共同受賞した．iPS細胞の最も着目すべき観点は細胞が初期化するという時間の巻き戻しが起きたということである．

　1997年にクローン羊ドリーが誕生し[i]，1981年のマウスES細胞樹立の報告から17年を経て，1998年にヒトES細胞が樹立された．このことはクローン人間や遺伝子組み換え人間が理論的にも技術的にも可能であることの示唆されるものであり，従来，困難であったヒトの発生や細胞分化の研究，細胞や臓器そのものを作り出す新しい再生医療を現実のものとする可能性が呈示されたのであった．ES細胞の分化誘導により，心筋細胞，神経細胞，血管細胞，血液細胞，軟骨，脂肪，肝臓の細胞など様々な細胞を作り出すことが可能となり，造血幹細胞（血液細胞を作る幹細胞）は骨髄や臍帯血に存在し，白血病などに対する

移植医療に応用されている．その他，皮膚，消化管，生殖細胞，神経細胞，心筋細胞にも幹細胞が存在する．

2　科学の進歩とパラダイムの変化

西川[2,3]は「再生医学は究極には『死の克服』を目指しており，『死』を前提として考えられてきた『生』を『死』というエンドポイントをはずして考えてみる必要がある」と述べている．

コペルニクスやガリレオの地動説の提示は地球を世界の中心からはずす結果となった．さらに19世紀のダーウィンの進化論は「人間は神から作られた」というキリスト教的世界観の崩壊を意味したのである．

1953年にジェームズ・ワトソン（Watson, J. D.）とフランシス・クリック（Click, F.）がDNA（deoxyribonucleic acid）の二重螺旋構造の解明[4]を果たしたことで遺伝という生命現象がDNAという物質に帰着されたのである．そこから決定論的諦念感がもたらされた．それは遺伝情報が受精の段階で決定し，原則的に不変であることや，個々の特性を決めると考えられる遺伝情報がDNAという物質によって決定されているという事実により生まれた．

さらにリチャード・ドーキンス（Dawkins, R.）[1]は生物を単に遺伝子を運ぶ乗り物のように捉える考え方として利己的遺伝子という概念を呈示した．1991年にヒトゲノム計画が提唱され，ヒトの持つ全ての遺伝情報（DNAの配列）を読み出してしまおうとする試みは2000年には大方終了した．さらに脳科学はヒトの意識のあり方までも解明しようと試み，我々が見たもの，聴いたもの，身の周りにあって絶対と思っていたものは，単にその人の脳においてそのように処理され認識されただけであり，実は相対的なものであることを示した．

生命の始まりとは何をもって規定するのかという問いが我々に突きつけられている．生命の萌芽を胎動の初覚を持って始まるという考え方から「受精の瞬間」に時間軸を遡らせた．受精とは精子が卵子に侵入した後，両者の遺伝子が入った核が融合して1つの核を持った受精卵となり，様々な遺伝子が発現して生命プログラムが開始されることを意味する．

さらに昨今では何らかの要因による不妊は体外受精で，母胎に何らかのリスクがある場合は代理母出産という道筋も提唱されるようになっている．体細胞クローン胚は大人の細胞の核を除核未受精卵（核を取り出した未受精卵）に移植して作ったものであり，単為生殖は受精することなく卵子だけで発生を開始させることを意味する．

生命の始まりが上記のように多様化して捉えられるようになると共に，ヒトの死も重層的になってきている．例えば，心臓死，脳死の概念の導入など，固体としての死から，それを構成する臓器や細胞の死まで，場合によっては年余にわたる時間差を持ちうるようになった．

現在日本の法律では胎生12週未満の中絶胎児は「医療廃棄物（感染性廃棄物））と呼ばれ，胎生12週以降は死体として扱い，届出や火葬・埋葬を必要とする．わずか1日の違いで「医療廃棄物」と目され，一方では「遺体」として遇されるという弁別は法律上の取り決めとは言え，ヒトと非ヒトとの間を境界付けることの原理的困難をはからずも露呈しているのではないだろうか．

このように科学はヒトを定義づけることを目論んでテクノロジーと結びつき，単に新しいことを知ることに終わるのではなく，世界に力を及ぼすことができるようになってきた．

3　生殖工学にまつわる危険

生殖工学はヒトの生命の誕生プロセスを扱う学問である．1978年7月にイギリスで世界最初の体外受精児ルイーズ・ブラウンが誕生した．当時は不可侵な神の領域に踏み込む行為として対外受精は大きな批判を受けたが，現在では一般的な不妊治療の1つとして確立されている．日本では毎年1万人以上（新生児の約1％）が体外受精児として生まれている．この流れを見ても生殖にまつわる人間の向き合い方はよくも悪くも時代の流れに押し流される傾向が強いと言えよう．

それでは体外受精に使われて残った受精卵（余剰胚，凍結卵）はヒトか否か，という問題提議がなされた時，どのような答えが導きだされるのであろうか．生命の誕生とはいつか，いつからヒトになるのか，など生殖工学と生命倫理は

密接に結び付いた課題を擁している．

　1980年代には代理母がアメリカで報告されており，現在のアメリカでは代理母斡旋業がビジネスとして成立し，年間1000人以上がこの方法によって生まれている．そこには「遺伝子上の母」「産みの母」「育ての母」という母性の寸断による新たな課題が呈示される．代理母の精神的葛藤の問題や代理母出産における障害児の押し付け合いなど，直面すべき深刻な課題は多い．妊娠期間中は環境要因の影響を強く受ける時期であり，胎児における環境とは子宮であり母体そのものでもある．ゲノム情報が同じである一卵性双生児を別々の代理母で出産した場合，どれほどの違いが生じるか，ということを想定した時，「産みの母」は単なる孵卵器のようなものではなく，ヒトを形作る上で決定的な役割を果たしていることが明らかになるであろう．

　2002年末にある宗教団体が世界初のクローン人間が誕生したと発表した．クローン人間とは「年の離れた一卵性双生児」という考え方もあるが，厳密にはそうではない．ヒト細胞内にはミトコンドリアと呼ばれる細胞のエネルギー産出に関与する小器官がある．それは遠い昔に別の生物が細胞内に入り込んで共生したものではないかと考えられている．ミトコンドリアは核に存在する遺伝子とは別に独自の遺伝子をミトコンドリアの中に持ち，細胞内で自己増殖する．そして受精卵に存在するミトコンドリアは全て卵子由来である．よって男性が自分のクローン人間を妻の除核未受精欄卵を用いて作った場合，自分自身は母親由来であるのに対し，クローン人間は妻由来となる．

　無精子症による不妊に基づき，クローン人間以外にその男性の遺伝情報を残せる治療法はないとしてクローン人間を正当化しようとする動きもある．患者男性の細胞の核を妻由来の除核未受精卵へ移植してクローン人間を作った場合，男性の遺伝情報はそのまま伝わるが，妻は自分の遺伝情報をミトコンドリアの分しか残せない．一方，妻が夫との間に普通に生まれた子どもと同等の子どもがほしい場合，自分から生まれた夫のクローン人間との間に子どもを作ることが最も完璧な方法となる．論理上は上記のことがあり得ても倫理上は決して許されることではないだろう．

　デザイナーベビーは様々な遺伝子を改変して自分達の目的に有利なように作り変えたこどもである．アメリカでは精子バンク，卵子バンクがあり，髪の色

や瞳の色，肌の色など提供者の情報から自分の好みの精子や卵子を購入し子どもを作るビジネスさえ出現している．精子幹細胞に筋肉を増やす作用の遺伝子を導入してから精子を作り，それを体外受精して子どもを作れば，将来オリンピックで優勝するこどもが誕生するかもしれない．遺伝子改変により記憶力がよくなった天才マウスの報告などもある．クローン人間は倫理上の壁もあり，実際には誕生していないが，理論上，そして技術上は実践は可能となってきている．仮にクローン人間が作成されたとしたら，クローン人間や遺伝子改変人間も微塵も欠けることのない形で人として認められなければならないであろう．クローン人間が生まれても，それをヒトとして扱わなくてもよければどうなるのか？　1万年後，10万年後，改変された遺伝子はどこまで広がるのか，など生殖に拘わる領域に人間が手を出すことによる長期の影響を射程に入れて熟考することは必須である．

4　再生医学のもたらすもの

　再生医学は当面は神経，心臓などの細胞レベルでの再生を目指すことになる．事故や怪我で脊髄損傷した場合の治療としては，脊髄損傷により壊れてしまった神経に細胞を移植し，再生してやることにより，機能回復を目指すことになる．パーキンソン病の治療としてはドーパミンという物質を生産する神経細胞を脳内に移植することによる治療がある．糖尿病の治療としてはインスリンを産生する膵ベータ細胞を膵臓に移植する．生体の外で臓器としての高次構造を作ってそれをまるごと臓器として移植する方法は現実には不可能であろう．ブタなどの動物の遺伝子改変をして，肝臓だけはヒト型の肝臓であるブタを開発し，肝臓だけを取り出して移植する方法のほうが可能性は高いだろう．遺伝子改変により脳ができないようにしたクローン人間を作り，その臓器を自身への移植へ用いる方法は論理上可能であろうが，ヒトという固体をそのような目的で作ることは倫理上許されない．

　年齢とともに減っていく神経細胞を常時少しづつ新しく補い，記憶などを含めた自己同一性，連続性を保持しつつ，若々しい脳を維持することができた場合，人間はかなり「不死」に近づくだろう．よって再生医学により伸びるヒト

の寿命の限界がどこにあるのか予想がつかない．

　死とは何人なりとも逃れることのできない厳格に平等な運命である．病死，事故死，自死など，死の訪れ方は様々であっても何人も免れることができないという意味において「死」は生きとし生けるもの全ての運命として備わっている．よって「不死」というオプションが生まれることは人のあり方の根幹を変えてしまうことになる．再生医学では寿命が100年や200年に延び，今よりも長く若く元気な時代を享受でき，長く苦しむこともなく，死を迎えることが1つの理想となっている．しかし，それが人間にとって真に望ましいことなのであろうか？

　地球上の全ての生物が基本的に同じ生命システムを用い，何十億年もかけて生命の糸を紡ぎ進化して，現在の我々にまで至っている．宇宙は我々を含んで遥かに大きなスケールで存在している．我々にとって真に必要なこととは実に小さな自分という存在，それをとりまく小さな生命たちが，いかに愛しく慈しむべきものであるかということに対する認識ではないだろうか．

おわりに

　再生医療は難病治療，生殖医療などに新たな福音をもたらすであろうが，何をもって生命の始まりとするのか，あるいは何をもってヒトの死とするのか，という根源的な問いを我々に突きつけてきている．ヒトの死とは心臓死なのか，脳死なのか，個体としての死から，それを構成する臓器や細胞の死まで，場合によっては年余にわたる時間差を持ちうるようになった．基本的人権にも高らかに謳いあげられているように人間は平等であることを主張する．同時に人間は決して平等ではないことを誰もが知悉している．人間にとって唯一平等であるのは「死」が何人なりとも逃れることのできない厳格な運命として待ち受けていることだけであろう．しかし，再生医療は「不死」というオプションまで我々に突きつけてきている．iPS細胞の臨床応用や新薬開発は病で悩み苦しむ人々への福音をもたらすと同時に，命をお金で買うことができるという市場経済を活性化させてしまう危険性も孕んでいると考えられる．富める者は命を金の力で半永久的に延ばすことができ，不老不死に近い状態を手に入れることが

可能な時代がやってくればどうなるのか.今こそ我々は命に関する倫理について改めて見直す地点に立っていると言えるだろう.

◻ 注
ⅰ) 同一の起源をもち,かつ均一の遺伝情報をもつ核酸,細胞,個体の集合のこと.

◻ 引用文献
1) Dawkins, R.: The Selfish Gene, Oxford University Press, 1976. 日高敏隆・岸由二訳:利己的な遺伝子.増補新装版,紀伊國屋書店,東京,2006.
2) 西川伸一:痛快! 人体再生学.集英社〈集英社インターナショナル〉,東京,2003.
3) 西川伸一・倉谷滋・上田泰己:生物のなかの時間.PHP研究所〈PHPサイエンス・ワールド新書〉,2011.
4) Watson, J. D., Click, F: The Double Helix, 1953. 江上不二夫・中村桂子訳:二重らせん.講談社〈講談社文庫〉,東京,1986.
5) 山下潤:先端医学は人のあり方を変えるか――再生医学の視点から.山中康裕・河合俊雄編集:心理療法と医学の接点(京大心理臨床シリーズ).創元社,大阪,2005.

第7章　遺伝カウンセリングと無縁社会

はじめに

　我々は両親，祖父母，曾祖父母，さらなる祖先から連綿と遺伝情報を引き継ぎ，生まれてきている．遺伝は良きにつけ，悪しきにつけ，我々の力を遙かに超えたところで宿命づけられている．本章では駿地[2]（2005）の「遺伝カウンセリングと心理臨床」を要約し遺伝カウンセリングについて考える．さらに日本において進行しつつある無縁社会としての社会状況に目を向けていくこととする．

1　遺伝カウンセリングとは

　遺伝カウンセリング（Ad Hoc Committee on Genetic Counseling）は「遺伝医療を必要としている個人やその家族に対して，遺伝医療に関する専門家が，患者の問題を理解し，適切な遺伝情報や社会の支援体制などを含む様々な情報提供を行い，心理的，社会的サポートを通して，患者の自己決定を支援し，健康管理や人生に役立てられるように援助すること」として定義されている．
　遺伝カウンセリングが扱う課題としては以下の点が挙げられる．

①　問題となっている疾患や異常は遺伝性があるのか．
②　遺伝性のある場合は，遺伝形成はどうか．
③　本人または配偶者（婚約者），血族に疾患がある時，生まれてくる子の再発率はどれくらいか．
④　出生前診断は可能か．
⑤　血族に発症年齢の遅い遺伝性疾患があるとき，患者本人が将来発症す

る確率はどのくらいか．
⑥ 発症前診断や治療，保因者診断は可能か．

　従来の遺伝カウンセリングは産科・小児科領域での相談が主であり，先天性異常や生殖医療に関するものが中心だった．現在はガンや慢性疾患，生活習慣病など，あらゆる疾患への遺伝子の関与が明らかにされている．

2　病院の遺伝子診療部での遺伝カウンセリング

　病院における遺伝カウンセリングは医師が中心となり行う医学的情報提供が主である．遺伝や遺伝子にまつわる問題は患者の人生や存在全体に関わる．遺伝カウンセリングは以下のように進められる．

① 臨床遺伝専門医による診療・面接．
② 臨床心理士による個別心理面接を患者に提供．
③ 秘密保持に十分留意しつつ，医師・臨床心理士・看護師・その他専門職合同の症例検討会で個々の患者への理解を深め，最も望ましい対応を皆で検討し，より良い援助につなげる．

　遺伝カウンセリングは遺伝子の不変性，予見性，個人特異性，家系内共有性を前提とし，親から子に遺伝する狭義の遺伝性疾患を扱うことになる．

3　遺伝／遺伝子にまつわるテーマ

1．自己のアイデンティティ

　現在は医療技術の飛躍的進歩により，遺伝や遺伝子を知ることで，自分がどこから生まれ，どんな病気になって，どういう風に老い，死んでいくかということがわかるようになってきた．遺伝情報は究極の個人識別情報（ID）と捉えることもできるだろう．一方で，遺伝子は自分ではコントロールできないものであり，自分のコントロールできないところで何かが進行し，自分の人生を規定してしまうことは，患者のアイデンティティを根源的なところで揺さぶり，

自己の深い傷つき，無力感，不安，葛藤を生むことになる．例えば，感染症は「外部から侵入してくる細菌やウィルスなどの病原菌」との闘いであり，ガンや肉腫はガン化した「異常」な組織を死滅させたり，切除したり，あるいは免疫療法などで治療することが可能である．それに対して遺伝性疾患とは，自分の遺伝子がその本来的属性を発現することによって生ずるのであり，生まれながらにして終生に渡って内に抱えており逃れることができない．だから，自らの「生」を守るために遺伝性疾患を排除することは，「自分」自身を排除してしまう矛盾に陥ることになる．

2．関係性

個体としての「私」を超えて，家族や親子，他者との「関係性」のありようも複雑に絡まってくる．遺伝カウンセリングをするに先立ち，正確な家族歴の聴取と家系図の作成が必要となる．遺伝は親と子，いのちといのちをつなぐ絆であり，遺伝性疾患であっても，自分と親，子，きょうだいを結ぶ「いのちの絆」である．よって遺伝性疾患を排除する考えは自分に与えられたいのちつながりをも切断することになる．遺伝性疾患は断ち切りたい苦難の連鎖でもあり，簡単に受容できない．わが子やその下の世代に伝えていくことになると，それが大きな葛藤となる場合もあるだろう．現代は出生前診断が可能となり，出生前診断を利用する人々が増えているが，疾患を持った子は生まれてこなければいいから，調べて発現しないようにするという理解では短絡的すぎる．出生前診断の結果，生まれてくる子どもに障害や疾患の可能性があることが判明した時，産むか否かの決断を両親は迫られる．その決断がいずれにせよ，両親の煩悶は想像するに余り或る．出生前に障害や疾病が判明することによって救済がもたらされることもあろうが，苦悩が付加されることにも配慮が必要である．

遺伝性疾患により，家族関係，対人関係，家族計画が影響を受けることも多い．遺伝性疾患を伝えることにより，子ども，配偶者との葛藤，罪悪感が生じて，疾患を持つパートナーへの恨み，不信，夫婦関係の破綻を招来することもある．さらに両親家族を巻き込む問題になり，離婚，結婚前の破談になることもある．生存者の負い目（survivor's guilt）とは自分が発症しておらず，他の家族や同胞が発症している場合の罪悪感の問題を云う．

4 遺伝カウンセリングにおけるテーマ

　遺伝子は生の根本のところで自分を成り立たせているものであり，いかに引き受け，生きていくかが問われる．現在，糖尿病の遺伝子は忌避されがちであるが，かつて先史時代に糖尿病の遺伝子は，むしろ少ないエネルギーで血糖を維持し，耐寒性を強めて生体を守り，余分なカロリーを脂肪で蓄える遺伝子として進化論的に有利な特性を有していた．このような観点から見ると時代の流れや住環境の変化によってかつては人類を守ってきた（当時の時代環境に進化論的に適応していた）遺伝子が，現在の環境においては逆に不適合を起こして悪者扱いされてしまうということも起きてくる．そもそも何らかの遺伝性疾患は日常生活に支障のないレベルのものも含めれば人口の10％以上に発現している．しかも一見健常な人であっても潜在的には1人あたり6－7個の（表現型としては顕在化していない）病的遺伝子を持っていると云われている．遺伝性疾患は個人的な特別なものではなく，ヒトという種の普遍的な問題でもあり，「遺伝性疾患との共生・共存」は人類にとっての大きな課題である．

　もう1つの例を挙げてみよう．血液の病気に鎌状赤血球症がある．鎌状赤血球症は遺伝性の貧血病で，赤血球の形状が鎌状になり酸素運搬機能が低下して起こる貧血症のことであり，鎌状赤血球貧血症ともいう．主にアフリカ，地中海沿岸，中近東，インド北部で見られる．常染色体不完全優性遺伝をする．遺伝子型がホモ接合型の場合，常時発症しているのでたいていは成人前に死亡するが，遺伝子型がヘテロ接合型の場合，低酸素状態でのみ発症するので通常の日常生活は営める．鎌状赤血球遺伝子を持つ者は，日本にはほとんど見られないが，マラリアが比較的多く発症するアフリカにはかなり見られる．鎌状赤血球の遺伝子とマラリアの流行には深い関係がある．マラリアは幼児期にかかると，死に至る可能性が高い感染症である．つまり，鎌状赤血球症自体は保有者の生存に不利であるが，マラリア蔓延地域ではその遺伝子をヘテロに持つものは非保有者と比べて相対的に自然選択において有利であることがわかっており（生存確率が高い），そのためにこの遺伝子が維持されてきたと考えられている．しかし保有者ばかりになれば，保有者同士の子にはホモで持つ者が増えるため，

非保有者が頻度依存淘汰的に有利になり，非保有者の割合も一定に保たれていると考えられる．

このように糖尿病の遺伝子は先史時代に人類を守り，鎌状赤血球症の遺伝子はマラリア多発地帯においては生存に有利なように働くことを考えると，同一の遺伝子の肯定的側面と否定的側面の両面を吟味することがいかに大切であるかが見えてくるだろう．

「望ましくない遺伝子」という見方は，過去・現在・未来という人生の切断をももたらすことがある．遺伝性疾患により，家族，社会，世代と世代との関係性に断絶が起きたり，遺伝子と自分の感情・情動・意志と折り合えないことが起きる．しかし，「望ましくない遺伝子」とは人間の都合で弁別されている側面を今一度，客観視する必要性もあるのではないだろうか．

科学は対象を細分化することで発達し，大きな成果を上げてきた．生物学の分野では機械論的，還元論的なこれまでのあり方が指摘され，遺伝子という単位を脱却し，総体としてのゲノムから生命を捉えていく方向に舵が切られている．患者の「語ること」に真摯に耳を傾け，患者との「関係性」を構築していくことが医療従事者には求められている．

5　遺伝カウンセリングと心理臨床

遺伝カウンセリングにおいては患者の自己決定の重視がなされている．「脈々とつながる大きないのちの流れの中で，患者が自らの生きる道を主体的に見出していくこと」の重視である．患者の圧倒的な無力感，「この遺伝子を残したくない」という思いを受け止め，寄り添うことが求められる．患者の無力感が強ければ強いほど，遺伝子を「私」から排除し，見える形にして万能的にコントロールしたい思いが高まることもある．遺伝子診断，出生前診断を求めて受診する患者は何を求めているのか，を問い続けることは重要である．遺伝子に何を託し，何を知りたいのか．「こころもからだも歴史を持った全体存在」としての患者として全体性の回復と主体の創出が求められる．

多くの患者は来談当初は問題を身体のこと，遺伝子のこととして自分から切り離していることが多い．しかし，アリス・ウェクスラー（Wexler, A.）の

『ウェクスラー家の選択　遺伝子診断と向き合った家族』（1995）ではハンチントン舞踏病の家系に生まれたアリスをはじめ，一族のハンチントン舞踏病に対する関わり方が見事に記述されている．母親の認知症と思われる病気が徐々に進行するにつれ，アリスは初めて自分の母方の家系が担っている（だから自分自身も担っているかも知れない）遺伝病の存在を知るに至り，その解明に乗り出す．アリスや父は当代一流の研究者に呼びかけて研究組織を作り，資金を集めて研究を支援し，アリスがそれらのマネジメントをおこなった．妹のナンシーは，患者が密集するヴェネズエラの集落でDNAサンプルを集めるとともに，遺伝経路を詳細に調べあげた．最終的に，これらの努力は実を結び，起因遺伝子を確定させることに成功し，その結果高い精度で発症を予測することが出来るようになった．ハンチントン舞踏病の検査法が開発されたことで，患者家系の中には，検査を受けた人も，受けなかった人も生じた．実際に，姉のアリスは遺伝子診断を受けないという自己決断をし，妹のナンシーはそれを受けて結果はマイナスであったと云う．発症リスクとどう向き合うか，検査を受けるか受けないかを主体的にどう決めるか，など様々な問題が呈示されていると同時に，ハンチントン舞踏病をもつ家系だからこそ皆が力を尽くしてその遺伝解明に立ち向かった肯定的側面にも目を向けることが必要であろう．

　遺伝カウンセリングは「全体として生きることの哀しみ」に寄り添う場でもある．人間の儚さ，無力感，有限性を認め諦めることは重要であると同時にそう簡単にできることではないだろう．真の主体とは諦め哀しむ中からでしか生まれてこないのではないか．哀しみをともに抱えて患者の傍らにいることが医療従事者には求められていると思われる．

6　無縁社会

　上記では切り捨てたくとも切り捨てることのできない遺伝に纏わる様々な観点を概観してきたが，次に現代の日本で大きな社会問題となっている無縁社会に目を向けていく．孤独死が年間3万人を超えている日本の現状を直視する必要性を挙げたい．今こそ社会から切り捨てられた人々の声なき声に耳を傾ける必要性があるのではないだろうか．

1．縁（えん，ゆかり）とは何か

まず，縁起・運命について見ていきたい．

① 一般には，良いこと，悪いことの起こるきざし・前兆の意味で用いられ，「縁起を担ぐ」，「縁起が良い」，「縁起が悪い」などと言う．このような意味から，「縁起直し」，「縁起物」などという風俗や習慣がうかがわれる．

② 寺社縁起．故事来歴の意味に用いて，神社仏閣の沿革（由緒）や，そこに現れる功徳利益などの伝説を指す．

③ 仏教における縁起（えんぎ，サンスクリット：pratiitya-samutpaada，パーリ語：paticca-samuppaada）は，仏教の根幹をなす思想の1つである．世界の一切は直接にも間接にも何らかのかたちでそれぞれ関わり合って生滅変化しているという考え方を指す．縁起の語は「因縁生起」（いんねんしょうき）の略で，「因」は結果を生じさせる直接の原因，「縁」はそれを助ける外的な条件のことである．

④ ある結果が生じる時には，直接の原因（近因）だけではなく，直接の原因を生じさせた原因やそれ以外の様々な間接的な原因（遠因）も含めて，あらゆる存在が互いに関係しあうことで，それら全ての関係性の結果として，ある結果が生じるという考え方である．なお，その時の原因に関しては，数々の原因の中でも直接的に作用していると考えられる原因のみを因（内在的な直接原因）と考え，それ以外の原因は縁（外在的条件としての間接原因）と考えるのが一般的である．

2．母子家庭の増加

縁には様々な側面があるが，次に血縁の観点から家族について見ていく．2000年の調査において日本の家族成員数は一家族あたり平均2.69人という数字が出ている．この数字からは夫婦2人を基盤として考えると子どものいない家庭がいかに多いかが浮かびあがる．その背景には晩婚化，高齢化など様々な事由があると思われるが，離婚の急増も一世帯あたりの構成員の低下に与することになっている．普通離婚率（人口1000人あたりの離婚件数）は2.27であり，

1990年代から急増している．一方，訂正離婚率（夫婦数1000組あたり）は2003年度は5.8であった．18歳未満の子どもがいる1人親家庭は約6％であり，父子世帯は母子世帯の2割程度である．2000年度の調査結果では離婚家庭の未成年のこども26万人が母親に引き取られている．離婚家庭における母親の平均年齢は40歳であり，末子は10.9歳である．児童扶養手当の受給が多く，父親の養育費未払いも多い[1]．

3．高齢者

次に高齢者に目を向けていく．老年期は現在で65歳以上を指す．日本においては60歳になれば還暦の祝いとして赤いちゃんちゃんこや座布団を贈り，家族全体で還暦を迎えた老人の更なる長寿を祝う風習がある．老人人口比率とは65歳以上の人口が全人口の何％を占めるかで表されるものであり，高齢化社会とは老人人口比率が7％を超えた社会の呼称である．日本は昭和40年代半ばにすでに高齢化社会が到来した．1994年の老人人口比率は14％であり，2004年は19％となり，2020年には20数％に達すると目されている[1]．よって数年後には日本人の5人に1人が65歳以上の高齢化社会が出現することとなる．

7　高齢者の社会的な老化

親子の別居，核家族化，老人のみの世帯の増加，独居老人の増加はめざましく，3世代で同居しているとしても家庭の中心が子どもであり，老人が若夫婦に遠慮しながら暮らす傾向も増している．定年を迎え，退職することは社会的地位を失うことを意味し，役割や責任の減少，収入の減少による不安が増す場合もある．老人は対人関係の狭小化によって社会的孤立を招きやすい環境にあると言える．配偶者，近親者との死別，身体の老化や慢性疾患による健康の喪失などの対象喪失体験の重なりによって精神的健康を損ないやすい．

おしなべて老年期は対象喪失の時代とも考えられる．若さ，健康，経済，仕事，対人関係，役割など種々な対象喪失を繰り返しながら，体力や気力，免疫力の低下から病気に罹患しやすくなり，転倒すれば骨折に繋がる場合もある．死に対する不安は増し，精神的に不安定な時期となり，うつ病など精神障害が

発症しやすいとも考えられる．

かつての日本人は当然のこととして大切に守ってきた地縁と呼ばれる近隣・近所・地域との関係性も希薄になってきている．さらに高齢者でなくとも，金の切れ目が縁の切れ目のように金縁のみで人間関係を結び，金縁が切れれば人間関係も終息してしまう場合もある．

おわりに

日本では「行旅死亡人」の増加が危惧されている．行旅死亡人とは，本人の氏名または本籍地・住所などが判明せず，かつ遺体の引き取り手が存在しない死者を指すもので，行き倒れている人の身分を表す法律上の呼称である．「行旅」とあるが，その定義から必ずしも旅行中の死者であるとは限らない．彼らの詳細は官報に掲載さるが，行き倒れになったまま茶毘に付され，遺骨さえ引き取ってくれる人もない無縁社会の出現は日本が抱えている大きな闇の一部である．本章では断ち切ろうとしても断ち切れない遺伝による繋がりという生物学的側面，家族史のあり方に目を向けると同時に社会的環境としての無縁社会に目を向けた．人間存在のあり方を様々な次元で捉えることが，人を全人的視座でみる姿勢に繋がると思われる．切り離したくても切り離せないもの，切り離されたくなくても切り離されてしまうこと，などの視点から人という存在に対して敬意を込めて臨むことが必要ではないだろうか．

注

ⅰ）ハンチントン病（Huntington's disease）は，大脳中心部にある線条体尾状核の神経細胞が変性・脱落することにより進行性の不随意運動（舞踏様運動，chorea（ギリシャ語で踊りの意）），認知力低下，情動障害等の症状が現れる常染色体優性遺伝病．日本では特定疾患に認定された指定難病である．一般にハンチントン舞踏病（Huntington's chorea）として知られている．

引用文献

1) 精神保健福祉士養成セミナー編集委員会:精神保健学——精神保健の課題と支援.へるす出版,東京,2014.
2) 駿地眞由美:遺伝カウンセリングと心理臨床.山中康裕・河合俊雄編集:心理療法と医学の接点.創元社,大阪,2005.
3) Wexler, A.: Mapping Fate: A Memoir of Family, Risk and Genetic Research, University of California Press, 1995. 額賀淑郎・武藤香織訳:ウェクスラー家の選択——遺伝子診断と向き合った家族.新潮社,東京,2003.

第8章　宗教とスピリチュアリティ（霊性）
──「人魚姫」「軽いお姫さま」を通しての検討──

はじめに

　現代を生きる我々は科学技術の恩恵を蒙り，冬は暖かく，夏は涼しく過ごすことができて，飢えに苦しむこともなく，毎日入浴し身体を清潔に保ち，インターネットで世界中と繋がる術を持ち，日々を暮らすことが当たり前のようになっている．医療技術の飛躍的進歩により，かつてなら罹患すれば助からなかった病気が予防や治療技術の確立により克服され，平均寿命はめざましく伸び続けている．再生医療や最先端医療におけるサイボーグ技術は人類に新たな命の可能性を呈示している．日常生活の便利さを得た一方，我々は大切なものを軽視し，失っているのではないだろうか．あるいは失っている，失いつつあることさえ自覚できていないのかも知れない．本章では宗教学を専門とする島薗の「集団的宗教心理論の形成」(2001)[9]，「先端医療技術の倫理と宗教─いのちの始まりとスピリチュアリティ」(2005)[10] の論考をもとに現代人が忘れかけている大切なものとは何かに焦点を当て，考えていくことにする．

1　スピリチュアリティとは

　第1章でも述べたように1946年のWHO（World Health Organization, 世界保健機関）のWHO憲章前文によると，「健康とは身体的，精神的並びに社会的にも『ウェル・ビーイング』な状態をいうのであって，単に病気や虚弱でないことをいうのではない」と謳われている．ここにおいては，「健康」が「単に病気や虚弱でない」ことだけではなく，身体的，精神的，社会的に「ウェル・ビーイング」な状態であることが明示されている．さらに1999年には身体的，精神的，社会的に加えて，スピリチュアルな次元における「ウェル・ビ

ーイング」も加えられた.このWHO憲章前文によって,健康的な状態とは単に「個人的な価値」の中におかれるものでなく,社会的価値として健康な状態があることを世界に再認識させたのである.

窪寺[6](2004)はスピリチュアリティを人生の危機に直面して「人間らしく」「自分らしく」生きるための「存在の枠組」「自己同一性」が失われた時にそれらのものを自分の外の超越的なものに求めたり,自分の内面の究極的なものに求める機能であると述べている.島薗[10](2005)は弱い「いのち」の死や痛みに悲しみや哀れみを覚えるのは人間の基本的な側面であり,人類がもともと備えているスピリチュアリティ(霊性)を考えるとき,「いのち」の尊さの意識は個人的バリエーションを超えて幅広く共有され,感情や情緒を重視することの大切さを指摘している.西平[8](2007)はスピリチュアリティの位相として宗教性,全人格性,実存性,大いなる受動性の4点を挙げ,特に「何らかの聖なるものに触れて生かされていると実感すること」を意味する大いなる受動性の重要性を指摘している.日本におけるスピリチュアリティ概念は現在,その構築に向けての努力が重ねられており,現代を生きる我々にとって真摯に向かい合うべき重要な課題の1つとなっている.

スピリチュアリティは日本語では霊性と訳されることが多い.そもそも霊性とは何か.漢字の成り立ちを生涯追究し続けた白川[11]の『字統』(2004)では「霊」という字の成り立ちについて以下のように解説している.「旧字は靈に作り,霝と巫とに従う.霝は雨乞い.祝祷の器である「𠙵(さい)」を3つ列べて,降雨を祈る.巫はその巫女.字はもとその雨請いの儀礼をいう.雨請いのみでなく,神霊の降下を求める時にも,同じ形式の祝祷が行われるので,のちその神霊をいい,およそ神霊にかかわることをみな霊という」と述べている.また白川は[12]『字訓』(2004)では「霊」を「あやし」と読み,霊妙で不思議なこと,常識では理解しがたいようなことに対し,驚きの感情を持つことであると解説している.

霊という字の成り立ちについて見たが雨請い,さらには神霊の降下を請うことにこの字が当て嵌められていたことが伺える.雨は大地に降り注ぐことにより,川となり大地に肥沃な潤いをもたらす.我々生命体は雨の恵みなしには生きていくことができない.また,「霊」とは霊妙で不思議なこと,常識では理

解しがたいようなことに対し驚きの感情を持つ意味でもある．霊とは我々にとって必要不可欠なものを呼び請うことであり，驚きの感情で迎えるものでもあると考えることができる．

2　生命の誕生

　次にスピリチュアリティの源泉を生命体の誕生時にまで遡って概観してみることとする．我々人類が生きているこの地球は約47億年前に誕生したと言われている．その地球上で最初の生命体である原核細胞が誕生したのが34億年前であり，約20億年の時を経て14億年前に真核細胞が誕生したと言われている．原核細胞は約20億年という悠久の時間，自分を取り巻く環境とぴったりと調和し生息していたため，進化する必要がなかったが，地球を取り巻く大気圏の酸素濃度が上昇し地球環境の危機が訪れたため，原核細胞は細胞膜，核膜，小胞体，ミトコンドリアなどから構成された真核細胞へと変化した．さらに約11億年前には生殖細胞と体細胞の2つの系を持つ多細胞生物が誕生した．

　多細胞生物の登場は「死」の出現を意味している．多細胞生物の「遺伝子」は引き継がれるが，「体細胞」は受け継がれず，「死」というモメントが孕まれたからである．生命体に「死」が出現したことで遺伝子の乗り物にすぎなかった生命体は一代限りのもの，代替のきかない「個体」となった．10億年以上前の進化のプロセスの中に「個」の出現の起源があることになる．さらに多細胞生物の遺伝子はそのまま複製され受け継がれるのではなく，有性生殖の形をとることで，セクシャリティが出現することになる．かくて「多細胞生物」は「個」「死」「性」という重大なものを生み出した．筆者はスピリチュアリティの萌芽は多細胞生物が生み出した「個」「死」「性」と不可分の関係性にあると考えている．しかも「個」「死」「性」の出現は多細胞生物自体が意図して創造したものではないであろう．けだし造化の妙としか云いようがないのである．

3　人間と宗教

　島薗[9]（2001）は宗教は何より個人の事柄であり，個人の心理にこそ，その核

心が見出されるという考えを大切にすると同時に宗教心理の理解にとって集団心理は極めて重要な位置を占めていることを指摘している．イギリスの社会科学的宗教理論の基礎を築いたエドワード・タイラー（Tylor, E.）は『原始文化』[14]（1871）は文化発展の立場から未開民族の文化を研究し，宗教の起源をアニミズムであると唱えた．アニミズム（animism）とは，生物・無機物を問わない全てのものの中に霊魂，もしくは霊が宿っているという考え方である．同じくイギリスのジェームズ・フレイザー（Frazer, J.）は『金枝篇』[2]（1890）で宗教に先立って偏在していた呪術は人間が自らの願望にひきずられて現実を思うままに処理しようとし，観念連合を誤って適用することによって形成されるものだとし，模倣呪術（人形に釘を打ち込むことで相手に危害が及ぶことを願う）や接触呪術（恋人の踏んだ土を盛って花を育て愛の成就を願う）などがあるとみなしたという．しかし，人間はこのような呪術の無効性に気づくようになり，人間を越えた存在に自らの願いを委ね，呪術から宗教への発展があったと考えた．

やがて原始宗教や集団的宗教心理こそ社会の本質を明らかにするものだという考え方が登場し，集団的宗教心理論者として『宗教生活の原初形態』[1]（1912）を著したデュルケム（Durkheim, E.）が重要視されている．デュルケムはオーストラリアの先住民のトーテミズムと呼ばれる宗教にゆきあたり，トーテムなる動物や植物をめぐる感情や情緒や表象の秩序こそ集団の神を作り出すもので，神とは社会のことであり，宗教とは人々が集団として結合するところに成立すると考えた．

ヒューム（Hume, D.）は人間の本性が様々な宗教性を生み出し，複数の宗教性が葛藤しあう様を描き出そうとした『宗教の自然史』[3]（1757）を著し，これは集団心理的宗教理論として重要と見なされている．『宗教の自然史』では，(1)情念を主動機とする多神教の優位，(2)理性的一神教（有神論）と多神教の相互関係，(3)一神教の中の多神教への復帰の傾向，(4)寛容や自由とのかかわり，(5)確信と懐疑の併存と緊張関係，(6)民衆宗教と道徳性，が述べられている．島薗[9]（2001）はヒュームの宗教論と集団心理の考察を4つの観点から述べている．それらは，① 集団的な民衆宗教の心理の諸様態，およびそれと個人的な思索的宗教の関係，② 聖職者と宗教的合理化の心理的影響力，③ 宗教心

理と政治的支配との関係，④民衆宗教の心理と道徳性の観点である．宗教は個人の特性を反映するものであると同時に，集団心理や社会を照らし出す鏡でもあるという島薗の考えは，我々人間が今後，向かおうとする未来に向けての人間のあり方，ひいてはスピリチュアリティと深く関連していると考えられる．

島薗[10]（2005）は先端医療技術の倫理と宗教というテーマをいのちの始まりとスピリチュアリティという観点から論じている．男女の生殖細胞が合体し，受精卵となってから個体としての形状を現し始めるまでを「胚」といい，受精卵が胎児となるまでの呼称である胚を「人胚」と呼ぶ．これは先にも述べた多細胞生物が地球上に登場して以来の命の営みが現在まで悠久の時を脈々と受け継がれて来ている証でもある．

生命科学が発達し，生物の生命の誕生のプロセスがわかるようになってくると人の胚や胎児を研究したり，それを利用し治療に役立てるということが可能になってきた．受精卵という1個の細胞が分裂増殖しながら様々な機能を獲得し，種々の細胞が協調して機能することにより，さらに高次の機能単位を形成していく．その細胞の中には体を構成する様々な細胞のもとになる幹細胞がある．

4　アンデルセンの「人魚姫」

島薗[10]（2005）は世界の童話やおとぎ話の中にこめられている人間存在の根源的な意味について改めて見直すことの重要性を指摘し，童話やおとぎ話にも着目している．世界中で読み継がれているアンデルセンの「人魚姫」は主人公である人魚姫が海で難破し，波間に漂っていた瀕死の若く美しい王子にいのちを吹き込み，陸地に送り届ける．王子に恋をした人魚姫は美しい声とひきかえに魔女から尻尾を脚に変える薬をもらう．ただし，人魚姫が王子と結婚することができなかったら人魚姫は海の藻屑と消える運命であることを魔女から言い渡されていた．それでも構わないと，人魚姫は魔女からもらった薬を飲み，脚を手に入れ，人間に変身し，王子の前に現れる．王子は彼女にいろいろと問いかけるが，声を失った人魚姫は言葉で応えることはできない．王子は人魚姫を可愛がるが，嵐の際に自分を助けてくれたのは別の姫だと思い込み，隣の国の別

の姫と結婚してしまう．王子の婚礼の夜は人魚姫が魔女の予言通り，海の藻屑と消えることを意味していた．人魚姫を案じた姉たちは婚礼の夜，波打ち際に浮かび上がり，妹である人魚姫に短刀を渡し，「死んではいけません．この短刀で王子を殺せばお前はまた人魚に戻ることができるのです」と諭す．人魚姫は王子を短刀で殺せば自分の命は助かることを姉たちから教えられるが，愛する王子を殺すことはできず，海の泡となり，王子達2人を祝福しバラ色の雲の方へ昇っていった．人魚姫は海の泡となって自分が死んでしまうことを決して後悔はしなかった．むしろ命をかけて王子を愛することができた喜びに感謝し，天に昇っていったのである．

島薗は人魚姫のような存在こそ深い哀しみを心の底から理解し，他者の深い哀しみを感じ取れる存在であると指摘している．人魚姫は他者への共感能力に恵まれており，姿は人間とは異なっていても，心は人間よりももっと人間的である．島薗は共感や慈愛のやりとりこそ，この物語が伝えようとしているものであり，宗教的な感受性を基底から支えるものであり，そこには宗教というよりスピリチュアリティと呼びたくなるような何かがあると述べている．

5　フィリップ・K・ディックのSF物語「まだ人間じゃない」

さらに島薗（2005）はフィリップ・K・ディック（Philip K. Dick）のSF物語「まだ人間じゃない」[4]（1974）を取り上げ，想像上の未来世界では子供は12歳までは「未人間」であり，魂をもっていないものとみなされ「生後堕胎」されてしまう可能性があり，いつ堕胎されるかわからない不安におびえる無力な存在であることを紹介している．そこには強い者が弱い者の「いのち」を「いのち」以下のものと見なし，それを強い者の都合により処分することへの批判をよみとることができる．

島薗は弱い「いのち」の死や痛みに悲しみや哀れみを覚えるのは人間の基本的な性格であり，特定の宗教の教義（ドグマ）を越えていることを指摘している．そして人類がもともと備えているスピリチュアリティ（霊性）を考えるとき，「いのち」の尊さの意識は個人的バリエーションを超えて幅広く共有され，その意味で人類の基層的な宗教性，基層的なスピリチュアリティと言える，と

述べている．諸宗教の教義や伝統はそうした共有される基層的霊性を踏まえているが，様々な宗教性，霊性を含み，体系化や組織化を経て様々な方向に展開させ結合させたものであるという．基層的スピリチュアリティは原理や理性のみに基づくというより，感情や情緒を重視し，仏教の慈悲，キリスト教の愛，儒教の仁，神道のまごころといった理念は基層的スピリチュアリティの各宗教における表現であるという．島薗は人間の尊厳を基層的な宗教性やスピリチュアリティに照らし，身近な経験から考えていこうとする立場をとっている．

　島薗は「人間性」の概念に依拠し，生命操作的医療技術の進展に対し，強力な慎重論を呈示しているフランシス・フクヤマ（Fukuyama, F.）の『人間のおわり』[5]（2002）を紹介している．フクヤマは宗教から論を立てると信仰者以外の人に受け入れられず説得力がないとして，「人類が人類でなくなってしまう」ことへの怖れを根拠とし，「人間性」という概念に基づく生命倫理思想を打ち立てようとしている．島薗は普遍的に見られるいのちの尊さの感覚を基層的スピリチュアリティとして重視しているが，フクヤマはリベラル民主主義という政治的秩序とそれを支える価値観の崩壊に警告を発しているという．その上で島薗は哲学的，政治哲学的なフクヤマの立論と比較文化的，比較宗教論的な島薗の立場は両立可能であり，相補的であると述べている．

6　ジョージ・マクドナルドの「軽いお姫さま」

　さらに島薗はジョージ・マクドナルド（George MacDonald）の「軽いお姫さま」[7]（1863）という児童文学を紹介している．主人公のお姫様は長い間，子どもができなかった王様とお妃様の間の子だが，お姫様誕生を祝うパーティに招かれなかった魔女の恨みを買い，重さを失うという魔法をかけられてしまう．お姫様の軽さは物理的重力の軽さだけではなく，ものごとを深刻に受け止めない「心の軽さ」でもあった．お姫様は快のみ，陽気さのみの生を享楽し，人の悲しみや苦しみに共感することも自分自身の悲しみや苦しみの感情を抱くこともできないのであった．それは他者に共感する能力の欠如であった．その軽いお姫様が重みを取り戻すことができるのは，水に入る時だけであり，宮殿の近くには美しい湖があり，お姫さまは水遊びを好んだ．ある時，遠い国から旅を

してきた王子が湖に入っていたお姫さまを見かけ，その愛らしさのためにお姫さまを愛してしまう．王子様とお姫さまは共に湖に入り，水遊びを楽しむが，それを見ていた魔女は魔法で湖水を涸れさせてしまい，お姫さまは水に入るという楽しみを奪われ，ふさぎこんでしまい，国中の泉が涸れてしまった．これを救うことができるのは，自らすすんで身を捧げる者が水の漏れる穴に身を沈める時だけであり，王子は自らを犠牲にして湖底の穴に身を沈め，ついに息が止まってしまいそうになる．その時，お姫さまは狂ったようになって湖水に飛びこみ，王子を穴から引き出し，救い出す．王子はなかなか蘇生せず，皆が諦めかけた時，王子はやっと目を開き，お姫さまはわっと泣き出し，重みを取り戻すことができたのである．

軽いお姫さまはいつも陽気で幸せそうに見えるが，人間らしい「いのちの意味」を奪われている．お姫さまに欠けていたのは涙を流す能力であった．島薗は涙こそが世界全体の水の恵み，いのちの力を支えていると述べている．喜びの涙も悲しみの涙も，他者とともにあることの証であり，他者とともに生きていくことは痛みや苦しみを伴うことである．涙とは紛れもなく「水」である．この章の最初に白川の『字統』から「霊」という漢字の成り立ちを見た時，霊には雨請いの意味があることを述べた．島薗が涙の中にスピリチュアリティの源泉を見たことと「霊」の成り立ちに「雨（水）」を請うことがあったことは偶然の一致ではないと思われる．

島薗は医療が苦からの脱却，苦の軽減をのみ目指すとするなら，それは「軽いお姫さま」が語る「軽さ」をのみ目指すものになるのではないかという警鐘を鳴らしている．あらゆる医療技術を用いてひたすら長寿と健康を目指すことは誇りの感情や責任をもった決断のみならず，深い痛みや悲しみの可能性，涙とともにあるいのちの欠如を意味しているという．

おわりに

先端医療の著しい進歩や新薬の開発は人々に福音をもたらす一方で，人と人との絆のあり方を一変させてしまう可能性もあるだろう．他者の痛みに耳を傾け，それを軽減したいと願う人間の感情のあり方さえ，向精神薬の更なる開発

によって変わってしまう可能性さえあることを島薗は指摘している．再生医療や遺伝子治療は弱いいのちの侵害の可能性も意味する．出生前診断により何らかの障害があるとわかった場合，その両親は子どもを産むことを決断するのか，諦めるのか．それは形を変えた優性思想の再来につながりかねないのではないか．再生医療や遺伝子治療，出生前診断は「病」「老」「障害」をひたすら排除し「健康」や「若さ」のみに価値を置く社会を作り上げる危険性と隣り合わせにあるのではないだろうか．筆者が忘れられない滝口の言葉がある[13]．それは「『優』という字は「人」と「憂い」で成り立っているでしょう．本当に優しい人とは，憂いを知っている人のことではないでしょうか」という言葉である．この滝口のことばが意味するところは島薗が指摘する涙を流す能力の重要性と通底していると考えられる．

島薗は人間性の危機は，人が人同士として共感し合い，涙を流し合う能力の衰退ということに関わっている，と述べている．そのような人間性の危機に応答しようとする個々人の感受性は，宗教的なもの，スピリチュアルなものを含んでおり，それは基層的な宗教生やスピリチュアリティとよんだものである．生命倫理の問いは宗教的な次元，スピリチュアルな次元とかかわり，また宗教性やスピリチュアリティを考える時，我々人類が悠久の時の営みを経て引継ぎ，これからも受け継いでいくであろう「いのち」の重みにいきつくと思われる．

◻︎引用文献

1) Émile Durkheim: formes élémentaires de la Vie Religieuse, 1912, 古野清人訳：宗教生活の原初形態．刀江書院，東京，1930-1933のち岩波書店〈岩波文庫〉，1975.
2) James Frazer: The Golden Bough. 1890. 神成利男訳，石塚正英監修：金枝篇——呪術と宗教の研究．国書刊行会，東京，2012.
3) David Hume: Dialogues Concerning Natural Religion, 1757, 福鎌忠恕・斎藤繁雄訳：宗教の自然史，叢書ウニベルシタス　法政大学出版局，東京，1995, 2011.
4) Philip K. Dick: The Pre-Persons, 1974, 朝倉久志訳：まだ人間じゃない．早川書房〈ハヤカワ文庫〉，東京，1992.
5) Francis Fukuyama: Our Posthuman Future: Consequences of the Biotechnol-

ogy Revolution, 2002, 鈴木淑美訳：人間の終わり——バイオテクノロジーはなぜ危険か．ダイヤモンド社，大阪，2002．
6) 窪寺俊之：スピリチュアルケア学序説．三輪書店，東京，p. 8．2004．
7) George MacDonald: The Light Princess. 1863, 富山太佳夫・富山芳子編（氷見直子他訳）：軽いお姫さま．青土社，東京，1999．
8) 西平直：スピリチュアリティ再考——ルビとしての「スピリチュアリティ」．安藤治・湯浅泰雄編集：スピリチュアリティの心理学，せせらぎ出版，東京，p. 73．2007．
9) 島薗進：集団的宗教心理論の形成．島薗進・西平直編集：宗教心理の探求．東京大学出版会，東京，pp. 29-54．2001．
10) 島薗進：先端医療技術の倫理と宗教——いのちの始まりとスピリチュアリティ，湯浅泰雄監修：スピリチュアリティの現在 宗教・倫理・心理の観点．人文書院，東京，pp. 97-122．2005．
11) 白川静：字統．平凡社，東京，2004．
12) 白川静：字訓．平凡社，東京，2004．
13) 滝口俊子放送大学名誉教授が1998年に京都文教大学で行った講義における言葉．
14) Edward Tylor: Primitive Culture; Researches into the Development of Mythology, Philosophy, Religion, Art and Custom, 1871. 比屋根安定訳：原始文化——神話，哲学，宗教，芸術そして習慣の発展の研究．誠信書房，東京，1962．

第9章　早期精神病予防について

はじめに

　筆者は高等学校のスクールカウンセラーとしての経験の中から，一過性の精神症状ではなく，統合失調症やうつ病を顕在発症し困難な人生を歩むことになる生徒や家族の深い苦悩を見るにつけ，前駆期のうちに適切な対応をし，顕在発症を予防する必要性と重要性を強く感じるに至った．本章では臨床的に精神病発症の危険が極めて高い状態，いわゆる At Risk Mental State（以下 ARMS）についての内外の研究と臨床の流れを概観し，精神病顕在発症を予防するための臨床心理学的面接法を自験例に基づいて後方視的に検討していく．

　早期精神病に対する取り組みは1984年からオーストラリア・メルボルンの早期精神病予防・介入センター（EPPIC, Early Psychosis Prevention and Intervention Centre）が精神病的な状態を呈する本人とその家族への包括的サービスを行っている．2002年にはピーター・マクゴリー（McGorry, P.）が中心となり ORYGEN Youth Health がメルボルン西部・北西部に住む15〜24歳を対象とした精神保健の評価と治療を特化したシステムを導入し，エドワーズとマクゴリー[1]（Edards, J. & McGorry, P.）（2002）による早期精神病とその介入についての詳細な著書がある．日本では水野雅文が東邦大学医療センター大森病院メンタルヘルスセンターに ARMS を対象とした精神科デイケア「イル・ボスコ」を開設し，顕在発症の予防を目指すとともに認知機能の改善・向上も視野に入れたプログラムを提供している．松岡洋夫・松本和紀は東北大学付属病院に SAFE メンタル・ヘルス・センターを開設し，ARMS を対象に認知行動療法も取り入れた臨床実践を行っている．

　水野[10]（2009）は日本における ARMS に対する早期介入の具体的知見に関し，①早期診断・早期介入の意義と課題，②病前からの諸問題，③前駆期におけ

る早期診断と早期介入，④ 初回エピソード統合失調症の早期診断と早期介入，⑤ 精神疾患の早期発見のためにあるべき支援・システム・アンチスティグマ活動の各視座から，早期介入に携わっている臨床家達の論文を編集し『統合失調症の早期診断と早期介入』[10]として上梓している．水野（2009）[10]は早期介入が是とされるのは，あくまでも有効な治療手段があり，治療の可能性があることが前提であり，診断確定が不良な転帰の宣告で終わってしまっては早期受診を促すことは無意味であると指摘している．そしてこの10年間の日本における統合失調症治療の新たな進歩として非定型抗精神病薬の導入と心理社会的治療の普及を挙げている．非定型抗精神病薬はそれまで薬効が低いと目されていた陰性症状の改善や認知機能の改善，副作用の少なさによるアドヒアランス（服薬遵守）や QOL（Quality Of Life）の改善など患者の主観的満足度に対して治療者が配慮することの大切さを促した．さらに社会生活技能訓練（SST, Social Skills Training）をはじめとする認知行動療法（CBT, Cognitive Behavioral Therapy）や家族心理教育などの心理社会的治療の臨床現場における広がりが統合失調症の早期介入にとって重要であることを述べている．

　国際早期精神病協会（IEPA, International Early Psychosis Association）の早期精神病のための実践的臨床ガイドライン[4]（2005）によると早期精神病は，① 前精神病期（prepsychotic period），② 初回精神病エピソード（first episode of psychosis），③ 臨界期（recovery and the critical period）の3つの時期から構成されるとしている．前精神病期はさらに病前期と前駆期に分けられ，前駆期は抑鬱，不安，緊張，落ち着きなさ，意欲低下，強迫症状，社会不安，集中・注意力障害，睡眠障害，自律神経症状などの身体症状，社会的引きこもり，疑惑や被害感，知覚異常など「非特徴的な一般的症状」から始まる事が多い．前駆症と類似した症状は，最終的に精神病に罹患しない人々にも現れることがあり，前駆期の段階では，前方視的にその後にその人が精神病になるか否かの診断はすることができない．よって，前駆期の段階にあり，将来精神病に移行するリスクが高いと想定される精神状態を規定するための概念として，At Risk Mental State が提唱され，ARMS の中でも近い将来に精神病へ移行するおそれがきわめて高いものとして，超ハイリスク（UHR, Ultra High Risk）基準が設けられた．ユング（Yung, A.）ら（1996）[15]は(1)微弱な陽性症

状（Attenuated Psychotic Symptoms）群，(2)短期間欠性精神病症状（Brief Limited Intermittent Psychotic Symptoms）群，(3)遺伝的素因と機能低下リスク因子（Trait and State Risk Factors）群の3群をUltra High Risk群（UHR）と呼んでいる．

早期精神病の閾値を規定するための症状評価にはオーストラリアのPACE（Personal Assessment and Crisis Evaluation）クリニックによるARMSの包括的評価CAARMS（Comprehensive Assessment of At-Risk Mental State）がある．さらに，アメリカのマックグラシャン（McGlashan）を中心とするPRIMEグループ（Prevention through Risk Identification and Management）による前駆症状のための構造化面接と前駆期症状評価尺度SIPS／SOPS（Structured Interview for Prodromal Syndromes/Scale of Prodromal Symptoms）があり，国際的に用いられている．日本では宮腰・松本[9]（2006）がCAARMSの日本語版を作成し，小林・野崎・水野[6]（2007）がSIPSの日本語版を作成し，その信頼性と妥当性を検証している．さらに小林・宇野・水野[7]（2007）はミラー[11]（Miller, T.）ら（2004）が作成した自己記入式の簡易評価スケールであるPRIME-Screenの日本語版を作成し，発症前介入の対象を同定するために有効であることを示している．

ARMSに対する心理的介入としては，患者と家族に対し，現在の症状や診断についての説明とともに精神病のリスクや治療の可能性についての情報提供などを含む心理教育が挙げられる．諸外国ではARMSに対して認知行動療法による効果が期待されるとし，フレンチとモリソン[2]（French, P. & Morrison, A.）（2004）による認知行動療法の有用性が確認されている．

1　アットリスク精神状態群のカウンセリングがめざすもの

アットリスク精神状態群（ARMS）の精神病顕在発症を予防する臨床心理学的面接法について筆者がスクールカウンセラーとして面接を行った事例を通して後方視的に検討し，精神病発症リスクのある高校生に対する適切な面接法を確立していくことを目的とする．

2　クライアントの背景

クライアントの匿名性の遵守のため，事例の大筋を損なわない程度に若干の改変を加えている．尚，本事例はクライアントと関係各者の許可を得て掲載している．

事例　Aさん　前駆症候群クライテリア（COPS, the Criteria Of Prodromal Syndromes）の診断基準を満たした「自然寛解する短期間欠型精神病症状（brief limited intermittent psychotic symptoms）を持つ群」（COPS-A）．初回面接時は高校1年．

面接構造　週に1回，50分の心理療法と，必要に応じて母親との平行面接も導入した．本来なら母親の面接者は筆者とは異なるカウンセラーが望ましいが，本校のスクールカウンセラーは筆者のみであるため，筆者が母親の面接も並行して担当することとした．

家族構成　本人，父（単身赴任中），母，兄（大学生・別居）．

生育歴・現病歴　父の仕事の関連で転勤が多く，幼稚園は2回の転園，小学校は4回の転校経験がある．中学1年時に父が単身赴任となり，母との2人暮らしとなってからクライエント（以下Clと略記）はカッターで右腕を切り，10針縫う自傷行為があった．高校入学後は不眠が続き，度重なるリストカットなどにより相談室来談となった．

3　カウンセリングのプロセス

以下に事例の経過を示す．Clの言葉は「　」，セラピスト（以下Thと略記）の言葉は〈　〉，その他の人の言葉は｜　｜で記す．

面接期間はX年5月〜X＋2年3月，合計79回．必要に応じて母親との並行面接を合計15回行った．

【第1期　自尊感情の育成とリストカットの終息　X年5月〜X＋1年3月　＃1〜＃30】

Clは「自分がこの世に存在していることを確かめたい」という思いからリ

ストカットを繰り返していると語った．母親はリストカット発覚時は叱る，あるいはClがリストカットを始めると敢えて外出し，母親の帰宅時にはClが血だらけになっており自ら救急車を呼び病院に搬送されたことなど，母親に理解してもらえない怒りや苦しみを語る．ThはClのリストカットせざるを得ない気持ちに寄り添いつつClと母親の心の溝を少しずつ埋めていくことの大切さを感じた．母親はClが２歳の時から英語を学ばせ，文字の読み書きを教えるなど早期英才教育を行っていた．近所の子どもたちが家に遊びに来てもClを勉強に集中させるため，母親が追い返してしまうため，幼少期は常に１人ぼっちだったという．　＃６「中学時代のレポートで『神様は何故，人間をお作りになったのか』というテーマに対し，私は『人間は何故，神を存在させたのか』という論旨で書き，先生から厳しく注意を受けた」．Thは一般的な通念を逆転させるClの発想に感嘆すると同時に，「人並み」で片付けない発想が生きにくさをもたらしている面もあるのではないかと感じた．　＃14幼い頃から読書や作文が好きであるため文芸部に入部し，狂った父によって缶詰に詰められた子供達が，熱帯魚となり南の国の海に帰されるという『人形の缶詰』という小説を書く．　＃18「表現したい気持ちが強い．苦しくても表現したい．頭の中のイメージは小説にしやすい」．ThはClが得意な分野で才能を伸ばすことにより自尊感情が高まるよう小説を書くことを支持した．　＃25「私は喜怒哀楽が激しく，感情を邪魔なくらい感じる．でもこの人に話してもわからないと思うと，感じていることを伝えない．人と仲良くなる時，どうしたらいいのかわからない」．　＃28「私は臭いに対して鋭い．好きなのはおっさんの臭い」＃30「霊的なものの邪気を感じる．１年ほど前からずっと首を絞められている感じがする」と，母親と共に神社に憑きもの落としに行ったが，お祓いの際に神主が身を入れていないと感じたため，神主に対し激怒して帰ってくる．「地場の影響で手や首が勝手に動く．頭の調子がおかしい」と身体に関する違和感を語る．リストカットは来談の約半年後からなくなったが傷跡がひどいため，本人の希望で形成手術を数回に分けて受けることになる．結局，高校１年時は出席日数不足のため進級することができず，再履修することになった．

【第２期　多彩な前駆症状への対処　Ｘ＋１年４月〜Ｘ＋２年３月　＃31〜＃47】
　＃31新学期からは不眠も改善され，毎日登校できる状態が続いた．Clが自

発的に夢を語ったため，夢の報告も交えて面接を行っていくことにした．
　夢1「夜，バイパス沿いを走っていて，首が腫れるなと思って，本屋で家庭の医学を調べている．誰かが追ってくる．『待って，君は悪性リンパ腫』と言われる」という夢に関してClは「男に追いつかれた時は『ああ，とうとう』という感じ．私に何の病気かを告げに追いかけてきたと思う」と連想を述べる．
　#33 夢3「夢の中に自分を映す鏡がある．鏡に映った顔はいとこと似ている」．夢に「自分を映す鏡」が出てきたことにより，Clが自分を客観視する力を内在していることを感じる．
　#36夏休みに2回目の腕の傷跡の手術を受けた．　#38夏休み明けから「頭の皮が突っ張る感じ．また眠れなくなり，調子がよくない．音楽が辛い．携帯の着メロなどが頭の中で回る．カンタータ，お経など，いろいろな音楽が出てくる．音楽は脳を壊す」と音に対する辛さを訴えるため，Thは精神科受診を奨めるが，「母が｜統合失調症だと診断されたら世間では人間として扱ってもらえなくなるから絶対に行ってはダメだ｜という」と述べ，母親もClも受診を頑なに拒否した．　#39「三島由起夫の『仮面の告白』の「目の前にいる女の人を好きだと思いこもうとしていた」という描写が心に焼き付いている．自分も幼い頃，母が望むことが自分が望むことだと思おうとしてきた」〈今は？〉「私と母の価値観は全く違う．だから苦しい」．　#40「後頭部の皮がつっぱっているし，耳鳴りがする．右耳にキーンという金属音が聞こえる．耳鳴りで脳のバランスをとっている．小学校の頃はいつもピーという高い音の耳鳴りがしていた」．　#41「臭いに敏感なので香道に興味がある．ヨガを始め，呼吸のスピードを遅くしたら気持ちが落ち着くようになった．アロマオイルを買い，香りを楽しんだらぐっすり眠れるようになった」．　#42「小さい頃から左脳の辺りに，自分を見ているもう1人の自分がいて，もう1人の自分から見られていた．その人物はカメラみたいな感じ．後頭部のカメラはずっと一緒でその人が自分を決定する．いいイメージは背筋を伸ばして勉強しているイメージ」．ThはClが如何に困難な世界観のもとで生きてきたかを感じた．　#44「この問題ができないとお前のお父さんが死ぬ」という言葉が頭に何度も浮かんでくることや不眠の辛さが語られた．　#45「中学の時，インターネットで暴言を吐きまくったので，そのことを知っているクラスメイトが廊下などで私の噂をして

第 9 章　早期精神病予防について　*97*

いるのが聞こえる．外部からの誹謗・中傷などの攻撃から身を守る方法を考えている」．中学時代のインターネットを巡るトラブルは事実であったが被害関係念慮が亢進していると感じたため，再度精神科受診を奨めたが母親から拒絶された．前駆症状は多彩にあるものの，登校日数は皆勤に近く，高校 1 年再履修時の成績は優秀であり，高校 2 年に進級となる．

【第 3 期　行動化と精神科受診　X＋2 年 4 月〜X＋3 年 3 月　♯48〜♯79】
　♯48「母は私が受診することをはばもうとする．機械的に診断するのではなく，どうやって生きていったらいいのかを考えてくれる先生なら会ってみたい」と精神科受診に対する前向きな気持ちを語る．「幼い頃から自分は常にカメラに監視されてきた．カメラは目の前の上方，横，後ろにある．撮影されるから演じることが当然のことと思ってきたが，自分が何なのか分からない」．Th はカメラとは「母の眼」ではないかと感じた．

　♯52 夢6 「布団の右端に地蔵の石の頭のようなものが見える．その地蔵が私の右肩に食らいついてくる．金縛りにあって声が出ない．地蔵が肩に食い込んで体内に入った．『パパ！』と言えた．自分の声で目が覚めた」．Cl は夢に関する連想を「身体が震えてジンジンする」と述べる．Th は『パパ』と叫んで悪夢から覚めたことから，父親が Cl を窮地から救い出してくれる内的対象ではないかと考えた．

　夢7 「夜の百貨店で有名人と一緒にスカートを盗む」という夢に対し「コンプレックスが渦巻いていると思う．有名人は『ビョーク』という名の女性歌手．スカートは女性性の象徴」と述べる．

　♯53 不眠が続き，中間テスト前であるのに「何も考えられず思考が停止している」と強い焦燥感を語る．　♯55 夏休み明けの面接で「文芸部で仲良くしていた友達が父親の転勤で転校することになったから私も退学したい」と訴える．その後，個人ロッカーにクラスメイト B に対する誹謗中傷の落書きがあり，同日，Cl は教室内で B にジュースをかけるという行動化に出る．この報告を高校から受け，Th は翌日，教員と共に Cl の精神科受診に付き添った．　♯57「B からは 1 年ほど前から｛気持ち悪い，学校に来るな｝と悪口を言われ続けてきた．復讐するつもりでやった．悪いことをしたとは思っていない」〈B から悪口を直接言われたの？〉「直接じゃない．B が親しい友達と私のことにつ

いて毎日，喋っているのが聞こえてくる．我慢してきたが，とうとう復讐した」と述べた．教員がBにClの悪口を言ったかどうか確認したところ，事実であることが確認されたが，Clは1週間の自宅謹慎となった．母親からは夏休みは文芸部の合宿に行き，楽しく過ごしていたが，仲の良かった友人が転校になってしまい，Clは2回，自宅のカーテンレールで首吊りをしていたことが報告された．主治医からは「Clが非常に被害妄想的になっており，自殺する危険性もあると思われ，精神病である可能性が強い．経過を慎重に見ていきたい」と連絡がある．　#58「主治医から｜日々のことをきちんとするように｜と言われている．主治医はよく話を聞いてくれる．薬（クエチアピン）が出ているが副作用が恐いので飲んでいない．高校に復帰できないことも考えて，大検を受けたい」と述べる．　#63「主治医が高校宛に書いた意見書を読んでしまった．私が何気なく話していた内容から焦燥感と集中困難を取り上げられたので，主治医を信用する気持ちになった」と述べた．そして「大検に受かったら大学受験したい．文学や法学をしたい」と夢を語った．しかし，教員会議で再登校が認められた翌日，Clが自宅から持ってきたりんご酢1リットルのペットボトルを不特定多数の生徒にかけるという行動化を起こす．　#64「今度は誰でも良かった．授業は受けたいし勉強はしたい．だけどあんなことをしてしまったから，もう2度と教室には戻れないし，戻りたくない」〈退学のきっかけを作るつもりで今回のことをやったの？〉「それもある．今回のことで両親も私の精神科受診を邪魔しなくなった．ぐっすり眠りたい」と語った．　#66大検を受験し，合格．その後，3回目の腕の傷跡の手術を受けた．

　夢13「母親を殺そうとしている．母親は大きなソファに座っていて，その後ろはガラス貼り．母が黄・赤・青の小冊子をガラスのテーブルに叩きつける．腹が立ち，お母さんに殴りかかろうとして目が覚める」．

　#68「言葉がすぐに出てこなくなった．情報を総合的に捉える力が低下してきて，怒りっぽくなっている．記憶力が低下して忘れっぽくなっている．主治医の先生は精神科の薬を薦めるけど，私の魂が薬を飲むことを拒否する」．ThはClが精神的不調にありながらも，自分の状態を適切に言語化できる力を有していると感じた．　#79今後，どのように生活していくかを親子で話し合い，Clが中学1年以来，単身赴任していた父のもとに行き，ひとり暮らしをして

いた兄も含め親子4人で一緒に暮らすことになった．よってClは他県に引っ越すことになり，Thとの面接は中断となった．Thは他県でのカウンセリング継続を薦め，引継先を紹介した．主治医からも引継先を紹介された．

【転居後の経過報告　X＋4年5月】

Clが他県に引っ越してから約1年後に本人からThに電話による経過報告があった．予備校に通い，非常に難易度の高い大学受験に合格し，法学を専攻していること，文芸部に入り文芸活動を続けていること，友人もでき，安定した日々を送っていることが語られた．「お父さんやお兄さんと一緒に住めるようになって気持ちが安定した」．尚，他県に引っ越してからは精神科受診ならびにカウンセリング来談は行っていないが精神的不調を感じたら早めに受診をするつもりであるとのことであった．

4　カウンセリングを振り返って

1．前駆症状への対応を中心とした臨床心理学的面接の工夫点について

以下に約3年間に亘る面接経過を追いながらClの前駆症状への対応を中心とした臨床心理学的面接の工夫点を後方視的に検討していく．第1期はClの症状が擬陽性（一見陽性のように見えるが，実際には陰性）の可能性もあった時期，第2期は多彩な前駆症状が出現した時期，第3期は行動化により精神科受診となった時期であるため，各期における対応の焦点は異なると考え，各期ごとに考察を行った．なお，精神科受診，夢の次元におけるClの心の変容についても別項で考察した．

【第1期　自傷行為や体感異常についての対応，自尊感情を育む試み】

第1期で出現している「首を絞められる感じ」「頭の調子がおかしい」という訴えは必ずしも精神病発症には繋がらない擬陽性の可能性もあるため，精神科医による抗精神病薬を用いた治療を拙速に導入するよりも心理療法で精神的安定を取り戻すことが望ましい時期であると考えられる．ここではリストカットが終息するまでの対応と損なわれていた自尊感情を育む試みを中心に考察していく．

中学2年の時から始まったリストカットは来談当初も執拗に繰り返されてい

た．Clは「自分がこの世に存在していることを確かめたい」という思いからリストカットを繰り返していたため，〈リストカットをするのはこの世とつながるため，生きていくためなのね〉と「生」との繋がりの糸口でもあることを指摘した．Clは「死ぬため」ではなく「生きるため」にリストカットを行っていることが意識化されていった．度重なる娘のリストカットに疲労困憊していた母親の苦しみをねぎらうことも必要であった．母親が支えられ精神的安定を取り戻すことは，Clを間接的に支えることに繋がったと考えられる．激しかったリストカットは面接開始から約半年で消失し，その後はリストカットの傷跡を本人の希望で形成手術で治していく方向に向かった．＃6中学時代にレポート課題を反転させ『人間は何故，神を存在させたのか』という論旨で書き，先生から厳しく叱責され（このようなことで叱責する先生にも多分に問題があったと考えられる），自尊感情が大きく損なわれていた．Thは一般的なものごとの捉え方を逆転させるClの発想の柔軟性を誉め，強く肯定すると同時に「人並み」で片付けない発想のあり方が，生きにくさをもたらしている面もあることを指摘した．内海(2003)[14]は「人が分裂病型解体へと向かうとき，世界との関係において，中心化と疎隔化が同時に進行する」と述べている．それは「世界からの決定的な疎隔という孤独と，世界への一体化という自己消滅の両極へと彼らを引き裂くことになる」という．「世界からの決定的な疎隔」とは自分らしさを追求する延長線上に待ち受けている危険性であり，「世界への一体化」は世間一般の考え方と与することによって自分らしさを捨象することにもつながる．現代を生きる人間は「アイデンティティ」の確立を求められると同時に「等質」「人並み」であることも要求される．「私が私であること」と「人並みであること」を同時に生き抜かねばならないという二律背反性は，統合失調症の代表的な症状でもある両価性にも繋がると考えられる．それは，人間社会が要求する生き方そのものが，統合失調症と表裏をなす関係にもあることを示唆している．Clが「自分なりのものの見方」を追求しようとした時，その姿勢を柔らかく肯定し支持すると同時に世間の趨勢からずれ，他者からの理解を得にくいClの生きにくさや孤独感に寄り添うことが大切であると思われた．

　＃14では文芸部に入部し小説を書いていることが述べられ，自己表現に対す

る強い願望を持つClに対し，Thは得意な分野で才能を伸ばすことにより自尊感情が高まるよう小説を書くことを支持した．そして自らが「書く」という体験の「主体」となり，永井ら[12]（2006）がその重要性を指摘した「自己をコントロールする力が自己の内部にあるか，外部にあるか」の観点からLocus of Controlを高めることを目指した．

 ＃25では喜怒哀楽の激しさを自分でも持て余していることや他者に自分の気持ちを伝えることをためらうことが語られる．「伝えない」ことは「話しても理解されない」孤独や悲しさを避けようとする防衛であると考えられる．さらに「凡庸な他者からは簡単には理解され得ない特別な自分」という無意識的優越感も内包している可能性がある．サリヴァン（Sullivan, H. S.）[13]（1953）は児童期には仲間，前青春期には親友（cham）との関係性の重要性を説いたが，「人と仲良くなる時，どうしたらいいかわからない」というClの不安やもどかしさの中に「接近願望」と「退却志向」が併存していることに配慮することは大切であると思われる．それは加藤・笠原[5]（1962）が指摘した統合失調症者はコンタクトを求めつつかつ「同時に」コンタクトを拒む（あるいはためらう）という二重性，両価性への認識にも繋がると思われる．＃28では臭いに対する鋭さを語る．それは自己臭や藤縄[3]（1982）の提唱した自我漏洩症状に繋がる危険な徴候である場合もあるが，Clは「嗅覚の鋭さ」を肯定的に生かし，香道やアロマオイルなどを生活の中に上手に取り入れ，精神的安定に繋げている．ThはClが「嗅覚」を用いて精神的安定をもたらすことを支持した．さらに「おっさんの臭い」が好きである，という背景には「おっさん＝父親」に対する肯定的感情も読み取ることができるのではないか推測し，Clの父親に対する思いを見守った．

 高校1年の3学期には「霊的なものの邪気」や「首を絞められる感じ」などの体感異常，被影響体験が出現し，Clは神社でお祓いを受けるという宗教的・魔術的次元での対応を選び取っている．霊におびえながらも神主の力量を冷静に観察しており，異常感覚に完全には支配されていない理性的側面を保持している．「地場の影響で手や首が勝手に動く．頭の調子がおかしい」などの被影響体験や自律神経症状に対し，Thはこれらの体験を具体的に明確化して語ることをClに求めたところ，言語化することによりClは漠然とした不安な体験

との一定の距離をとることができるようになった．

【第2期　多彩な前駆症状への対応】

　第2期は気づき亢進，体感異常，被注察感，強迫観念，被害関係念慮など多彩な前駆症状が出現した時期であり，前駆症状についての具体的対応を中心に考察を進めて行く．

　夏休み前までは精神的に安定していたが，夏休み明けから体感異常や音に対する感覚過敏を訴えるようになった．そこで音に煩わされない状況を振り返ってもらったところ，人と会話を交わしている時や好きなことに熱中している時は音が気にならないことが明らかになった．そのため，音が気になりだした時は，できるだけ人と話す，好きなことに気持ちを集中させるなどを実行するように奨めた．さらに#40では「耳鳴りで脳のバランスをとっている」と述べたことに対し，ThはClが不快な体験であってもそれを肯定的に生かす術を自ずと身につけてきている点を指摘したところ，Clも無意識裡に不快な体験との折り合いをつけてきた自分自身を再認識した．#42では「小さい頃から左脳の辺りに，自分を見ているもう1人の自分がいて，もう1人の自分から見られていた」「自分は常にカメラに監視されてきた．カメラは目の前の上方，横，後ろにある．自分が何なのか分からない」と述べた．これらは被注察感とも考えられる．「自分を見ているもう1人の自分」はClの主体性を奪い取る存在である．主体を奪われたClは「自分が何なのか分からない」のである．常にカメラが全方位からClを監視しており，Clはどこにも逃げ場のない状態に陥っている．それは内海(2003)[14]が指摘した統合失調症発症をもたらす近代の透視図法，遠近法が切り開いた「あまねく視線が行き渡り，支配している」空間と通底していると考えられる．Clに幼い頃から布置された世界は統合失調症発症を準備する舞台でもあったと思われる．そして「背筋を伸ばして勉強しているイメージ」は母親によって植え付けられたものであり，Clを常に監視してきたカメラとは母親の眼でもあったと思われる．三島由起夫の『仮面の告白』の「目の前にいる女の人を好きだと思いこもうとしていた」という描写を挙げ「自分も幼い頃，母が望むことが自分が望むことだと思おうとしてきた」と述べており，母との融合状態による苦しみが語られた．そして母と自分が個別の存在であり，「自分」というものに目覚めた時から，Clは自分が本当に望んで

いることを模索する困難な道程が始まったのである．自らの価値観や目標を模索することは，自分を支配してきた母への怒りや憎しみを起爆剤としつつ，母から離別する悲しみや罪悪感を伴う「古い自分」への喪の作業も内包していると思われる．Cl は母への怒りを繰り返し語ったが，その背景には「無条件に自分を肯定してくれる母の愛」を希求してやまない切ない思いが併存していることを Th は感じた．母親との錯綜した関係性から徐々に抜け出し Cl が「自分らしさ」を育む痛みに耐え続けることができるよう，Th が寄り添うことを心がけた．#44では「この問題ができないとお前のお父さんが死ぬ」という強迫観念の出現があったため Th は強迫観念に巻き込まれるのではなく，受け流すように指示した．その後，#45で中学時代のインターネットを巡るトラブルから被害関係念慮が亢進したため〈噂をしている人物は特定できる？　特定できるとしたら Cl との関係性はどうなの？〉と，不安をもたらす要因の明確化を行った．さらに誹謗・中傷などの攻撃から身を守る術について問うたところ「二度とブログに人を中傷する書き込みをしない」ことが挙げられた．そして「自分が攻撃」することにより「相手から復讐される」リスクを負うことが意識化され，自分が被害者になるだけではなく，加害者として行動化していたことが省みられた．

【第3期　被害関係念慮と行動化への対応】

第3期は被害関係念慮が亢進し，Cl の行動化があった．行動化の意味とメカニズムを臨床心理学的に読み解くこととする．

高校2年に進級してからは大学受験に備えて塾に行くなど，意欲的に取り組む姿が見られたが，夏休み明けに文芸部で仲良くしていた友達が父親の転勤のために転校することになり，Cl も退学希望であることが語られた．その数週間後に Cl はクラス内のロッカーにクラスメイト B を誹謗中傷する落書きを行い，B にジュースをかけ，さらにはクラスの不特定多数を対象にりんご酢をまき散らすという行動化を起こしてしまう．春休み前に「外部からの誹謗・中傷などの攻撃から身を守る方法を考えている」と被害関係念慮と思われる発言があったが，Cl 自身が加害者として行動化してしまった．ここに Cl の心的世界は加害者と被害者が表裏一体であり反転してしまうメカニズムを見ることができる．それはマッテ・ブランコ（Matte Blanco, I.）（1976）の「無意識は，あ

らゆる関係の逆をその関係と同一のものとしてあつかう」という「対称の原理」にも通底している．Clがやっと得た友人の転校は大地を根こそぎにされるような体験であり，「見捨てられ体験」としても捉えたのではないだろうか．自分も転校することを望むが両親はそれを認めなかったため，Clは行動化によって転校せざるを得ない状況を自ら作り出したとも考えられる．また，最後まで精神科受診に反対していた両親も受診を認めざるを得ない状況になり，Clは誰はばかることなく，受診できる道が開けたのである．Bを攻撃した理由として悪口を言われたことは教員の聞き取り調査により事実であったことが確認された．Clの行動化は，単に事実無根の被害妄想に支配されたわけではなく，悪口による傷つきや悲しみ，怒りによるものでもあったと考えられた．その後，単身赴任先の父親のもとに引っ越し，ひとり暮らしをしていた兄も含め父親と共に住めるようになったことが，母親との融合状態に楔を打ち，精神的に分化していくプロセスを促したと考えられる．

2．精神科受診について

　高校1年再履修の夏休み明けから体感異常や気づき亢進と思われる訴えがあったため，Thは精神科受診を奨めたが，スティグマを恐れる母親の強硬な反対により受診には至らなかった．その後，中学時代のインターネット書き込みを巡って被害関係念慮が亢進したため，再度，精神科受診を奨めたが，拒否された．高校2年になってすぐ，「機械的に診断するのではなく，どうやって生きていったらいいのかを考えてくれる先生なら会ってみたい」と受診に対する前向きな気持ちが語られた．Clが真に望んでいたのは「実存」を尊重する治療者の姿勢であると思われたが，親の反対のため受診には至らず夏休みとなった．

　その後，仲良くしていた友人の転校をきっかけに退学希望が語られ，クラスメイトBに対する行動化があり，この事態に至って初めてClは精神科受診となった．Thが受診を奨めてから約1年3ヵ月後にようやく受診に至ったのである．行動化は本人にとっては正当な理由があったとはいえ，逸脱行為である．不眠や音に対する気づき亢進，被害関係念慮など前駆症状が出現してきた時点で速やかに受診に結びついていれば，このような事態を招かずに済んでいたか

も知れない．幻覚妄想などの激しい陽性症状の出現や今回のような行動化により初めて精神科受診に至るケースが多いが，大きな出来事と引き替えに受診に至るとしたら，Clが被る傷はさらに深く刻印されるのではないかと思われる．行動化によってやむを得ず受診した後も両親はClの受診に対し否定的であった．2回目の行動化の後，Clは「今回のことで両親も私の精神科受診を邪魔しなくなった」と語った．Clは文字通り，自分の全存在を賭けて苦しみや悲しみを表現すると同時に，最後まで精神科受診に対して懐疑的であった両親に受診を全面的に認めさせる道を切り開いたとも考えられる．精神科受診を巡る周囲の頑なな反対が，いよいよ本人を追い詰めてしまう悪循環と危険性を痛感した．一方で親の無理解を責めるのではなく，強硬に我が子の精神科受診を拒む親の心の背景には深い悲しみや絶望感，世間からどのような眼で見られるかという不安が錯綜し，拒絶という姿勢をとっていることにも思いを致すことが重要であると考えられる．親に精神疾患や受診に関する正しい知識を得てもらうための話し合いと共に，徒に絶望感や不安に脅かされている親の気持ちを受け止め支えることが，間接的に子どもを支えることに繋がると考えられる．早期介入が是とされるのは，あくまでも治療の可能性があることが前提であり，診断確定が不良の転帰の宣告で終わってしまっては早期受診を促すことは無意味であると水野（2009）が指摘しているように，治療の可能性という希望が呈示されることが必須であると考えられる．

3．夢の次元におけるクライアントの心の変容について

　全79回の面接を通して15の夢が報告されたが，本事例ではClの心の変容を見ていく上で特に重要だと思われる5つの夢を記した．最初に報告された夢は夢1「誰かが追ってくる．『待って，君は悪性リンパ腫』と言われる」でありClは「男に追いつかれた時は『ああ，とうとう』という感じ．私に何の病気かを告げに追いかけてきたと思う」と連想を述べている．この夢によって精神的不調とClが正面から向かい合う覚悟が整いつつあるのではないかとThは感じた．2週間後には夢3「夢の中に自分を映す鏡がある」という夢が報告され，自らの精神的不調に向かい合う覚悟が定まったことで，「自分を映す鏡」が出現し，自分を客観視する力がClに布置されたと感じた．高校2年の夏前

に夢6「地蔵が肩に食い込んで体内に入った．『パパ！』と言えた．自分の声で目が覚めた」という夢が報告された．本来なら「守り」の役割を果たすはずの地蔵がClにとっては身体に侵入するという被害的体験となっており，Clにとっては守りとして機能していない．一方で，『パパ』と叫んで悪夢から覚めたことから，父親がClを窮地から救い出してくれる内的対象になるのではないかとThは感じた．夢7の「夜の百貨店で有名人と一緒にスカートを盗む」という夢に対しClは「コンプレックスが渦巻いている．有名人は『ビョーク』という名の女性歌手．スカートは女性性の象徴」と述べ，自分のコンプレックスを自覚していることが示された．一緒にスカートを盗んだ有名人の名前が『ビョーク＝病苦』であるところから，「病苦」はClのコンプレックスであると同時に女性性を獲得するための同伴者でもあると思われた．その後，被害関係念慮が亢進し，行動化に至る．精神科受診に対し強硬に反対していた両親もついに受診を認めた後，夢13「お母さんを殺そうとしている．腹が立ち，お母さんに殴りかかろうとして目が覚める」という夢が報告された．クラスメイトに対しては行動化を起こしたのに対し，母親に対しては行動化ではなく夢の中で殺害を象徴的に行おうとしていると考えられた．

　一連の夢ではClが症状と正面から向かいあう覚悟が定まったことにより，自分を客観視することを可能とする鏡が出現する．そして一般的な守りの象徴である地蔵は守りとしては機能せず，「パパ」と叫ぶことによって悪夢から目覚め，父親がClにとっての救済の糸口となる可能性を示唆している．さらに自らの「病苦」と共に女性性を獲得していく可能性が示され，幼い頃からClを「監視の眼」でがんじがらめにしてきた母親を夢の中で象徴的に殺害しようとするに至る．この後，程なくしてClは父の単身赴任先に引っ越し，ひとり暮らしをしていた兄も含め親子4人での生活を始める．それは閉塞状況にあった母親との生活に父親と兄が参入することにより，Clを開放し，精神的安定をもたらすことに繋がったと思われる．

おわりに

　ARMSの精神病顕在発症に対する予防は，本人やその家族のその後の人生

を左右すると言ってもいいほど重要な課題である．そしてARMSに対する早期介入は，ただ単に病院を受診する患者を待っているだけでは十分に実践されない．スクールカウンセラーをはじめ，臨床心理に携わる者が広くARMSに対する理解を深め，適切な介入を行うことが，社会の中で不可欠な要請となっていると考える．その意味で，ARMSに対する適切な臨床心理学的面接を探求することは，臨床心理学が負うべき重要な課題であろう．ARMSの早期介入は予防医学概念における一次予防ではなく，再発予防を意味する二次予防とも異なることを水野[10]（2009）が指摘している．早期介入とは前駆期にみられる不眠，不安，焦燥，身体症状などの非特定的症状を見過ごすことなく，精神病症状につながりやすい症候を少しでも早く見出し，適切な介入によって本格的発症を防ぐ1.5次予防とも呼べる位置づけであると精神医学の立場から述べている．臨床心理学的観点からの「1.5次予防」を目指し，ARMSの顕在発症予防に資する具体的取組について更なる検討を深めていきたい．

引用文献

1) Edards, J. & McGorry, P.: *Implementing Early Intervention in Psychosis: A Guide to Establishing Early Psychosis Services*, Martin Duritz Ltd., 2002. 水野雅文・村上雅昭監訳：精神疾患早期介入の実際——早期精神病治療サービスガイド．金剛出版，2003.
2) French, P. & Morrison, A.: *Early Detection and Cognitive Therapy for People at High Risk of Developing Psychosis*, 2004. 松本和紀・宮腰哲生訳：統合失調症の早期発見と認知療法．星和書店，東京，2006.
3) 藤縄昭：臨床精神病理研究．弘文堂，東京，1982.
4) International Early Psychosis Association Writing Group: International clinical practice guidelines for early psychosis. *British Journal of Psychiatry* (*Supply*) 48: pp. 120-124. 2005.
5) 加藤清・笠原嘉：精神分裂病者とのコンタクトについて——心理療法の経験から　精神医学　4(2), pp. 75-83. 1962.
6) 小林啓之・野崎昭子・水野雅文：統合失調症前駆症状の構造化面接（Structured Interview for Prodromal Syndromes; SIPS）日本語版の信頼性の検討　日本社会精神医学会雑誌　15(2), pp. 168-174. 2007.

7) 小林啓之・宇野舞佑子・水野雅文：早期介入を目指したメンタルヘルス教育の実践　精神科臨床サービス　7(1)．pp. 133-137．2007．
8) Matte Blanco, I.: Basic Logico-mathematical Structures in Schizophrenia, *Schizophrenia Today*. 1976. 廣石正和訳：分裂病における基礎的な論理——数学的構造．現代思想24: pp. 242-269．1996．
9) 宮腰哲生・松本和紀：アットリスク精神状態の専門外来インテイク時プロフィール　第26回日本精神科診断学会　プログラム・抄録集103．2006．
10) 水野雅文責任編集：統合失調症の早期診断と早期介入．中山書店，pp. 2-11．2009．
11) Miller, T., Cicchetti, D., Markovich, P. et al.: The SIPS-Screen: a brief self-report screen to detect the schizophrenia prodrome. *Schizophrenia Research Supply*, 70; 78. 2004.
12) 永井直規・鈴木盛夫・神山吉輝・星山佳治・川口毅：Locus of Control の安定性に関する研究——精神科治療による変化——．臨床精神医学，35(4)．pp. 459-465．2006．
13) Sullivan, H. S.: *Conceptions of Modern Psychiatry*. 1953. 中井久夫・山口隆訳：現代精神医学の概念，みすず書房，1976．
14) 内海健：「分裂病」の消滅——精神病理学を超えて．青土社，東京，p. 15．2003．
15) Yung, A. et al.: Monitoring and care of young people at incipient risk of psychosis, *Schizophrenia Bulletin*, 22. 1996.

第10章　マザー・テレサによる「死にゆく人々」の看取りと遠藤周作の『深い河』

はじめに

本章では一般的には否定的にとらえられがちな「死」「病」の側面から「生」を見つめ直すことにより，「有限」の時間が「永遠の時」へと変容する可能性について考えていく．

1．マザー・テレサ

　マザー・テレサ（Mother Teresa, 本名アグネス・ゴンジャ・ボジャジュ（Agnesë Gonxhe Bojaxhiu））は世界的な愛の実践活動によって20世紀最大の平和の使者と呼ばれている．テレサは1910年8月26日にマケドニア（旧ユーゴスラビア共和国）のスコピエのアルバニア人商人の家に生まれた．本名のアグネス・ゴンザ・ボジャジュとは「花のつぼみ」という意味である[1]．18歳の時，アイルランドのロレット修道会に入り，修練を受けるためにインドに派遣され，翌年に修道名を「テレサ」とした．21歳の時に初誓願をたて，27歳の時に終生誓願を立てた．彼女はコルカタ（カルカッタ）にある聖マリア高等学校で地理を教え，校長の職務に就いた．その翌年，修道院の外にある聖テレサ女学校でも教え，スラムの貧しさを目の当たりにする．

　1946年，36歳の時にダージリンへ向かう列車の中で「貧しい人々と共にいるキリストに尽くしなさい」という神の呼びかけを感じ，コルカタのスラムで働く決意をする．38歳の時に修道会の退会許可がローマ教皇庁から出たことにより，修道服を脱ぎ，ベンガル農民が着る白いサリーを着て，貧しい人々の中に入る．サリーには水色の縁取りがあり，肩に十字架をつけ，看護訓練を受け始める．ちなみにマザー・テレサや彼女を慕い世界中から集まってきたシスター

達が身につけている水色の縁取りのあるサリーはハンセン病患者達が作ったものである．1950年にミッショナリーズ・オブ・チャリティー（神の愛の宣教者会）を創立し，コルカタの大司教から認可を受け，この時から「マザー・テレサ」と呼ばれるようになった．1952年には道で行き倒れになっている人々を運び介護する「死を待つ人の家」を開設し，多くの人々の看取りを行った．1979年にノーベル平和賞を受賞し，1981年に初めて日本を訪問し，来日は1982年，1984年と3回に亘った．1997年9月5日にコルカタにある本部修道院で帰天した．87歳であった．2003年10月17日に当時のローマ教皇ヨハネ・パウロ2世により列福された．

マザー・テレサは路傍で行き倒れになっている，あるいは家族から見捨てられたハンセン病患者たちを抱き上げ，最期の時まで看取りを続ける「死を待つ人の家」に彼らを運び，介護し，彼らの人間としての尊厳を実践的に「触れること」を通して回復させていった．マザー達の「手のぬくもり」と「心の温かさ」は打ち捨てられていた患者達にとって命の水に等しいものであったと思われる．

その生涯を貧しい人々のために捧げたマザー・テレサを常に導き続けたのはイエス・キリストの言葉であった．

> 互いに愛し合いなさい．わたしがあなたがたを愛したように，あなたがたも互いに愛し合いなさい（新約聖書　ヨハネによる福音書　第13章34節）

> お前たちは，わたしが飢えていたときに食べさせ，のどが乾いていたときに飲ませ，旅をしていたときに宿を貸し，裸のときに着せ，病気のときに見舞い，牢にいたときに訪ねてくれたからだ（新約聖書　マタイによる福音書　第25章35〜36節）

> わたしの兄弟であるこの最も小さい者の1人にしたのは，わたしにしてくれたことなのである（新約聖書　マタイによる福音書　第25章40節）

2　絶望の淵を歩むとも，自分を見捨てない存在がある
　　　——遠藤周作『深い河』を通して——

　筆者は遠藤周作の『深い河』(1993)を通し，どのような絶望の淵にあっても自分を見捨てない存在について考察した．それを以下に見ていきたい．小説家でありキリスト者でもあった遠藤周作は小説『深い河』の全編を通して，死と看取り，病い，癒しについてを様々な登場人物の視点から捉えつつ，その根底には一貫して栄光に満ちた超越者としてではなく，自らが最も惨めで苦悩にまみれた姿で人間に寄り添ってくれる同伴者としてのキリストの姿を描いている．

3　病いによって啓かれる眼

　第1章の「磯辺の場合」は，末期癌の妻と彼女を看取る夫の心情が吐露され，また妻が臨終の場面で「生まれ変わるから私を捜して欲しい」という希みを夫に託す事によって輪廻転生の思想を布置させている．磯辺の妻は病室の窓から見える銀杏の巨木と命は決して消えないという会話を交わしたり，夫の身の危険を夢の中で予想し必死に夫に呼びかけることによって，現実に火事を起こす寸前のところだった彼を救うなど不思議な力を発揮する．

　　磯辺は妻が樹と話をすると思いこんだり，不思議な夢を見たりするのは，それだけ死が近づいている証拠ではないかと不安を感じた．彼は子どもの頃，祖母から人は死ぬ前に健康な者には見えぬものを見ると聞かされたことがあった．

と描写されている．多くの人間は健康や幸福，安寧を求めて生きている．そして健康で幸福な時は物事を深く考えないで済む場合が多い．人が自分自身の生き方を見つめ直したり，人生について深く考える契機となるのは病や事故，不幸や苦悩という姿で表現されているその人にとっての人生の課題と巡り合った時ではないだろうか．病や挫折は当人を苦悩の只中に突き落とすが，その中に

は今まで開かれていなかった眼を開く萌芽が潜んでいる．「人は死ぬ前に健康な者には見えぬものを見る」ことができるのは，死を目前にする時，価値観や人生観の変転を経たり今まで見過ごしてきたものに改めて眼を向け，誰しも抗えぬ死の厳粛さに対し謙虚に身を処すからではないだろうか．あるいは「死」のみならず，人生における「苦悩」は今まで見えなかったものを見せる力を有しているように思う．

　一方，苦悩が余りに強すぎれば，人はその中に囚われてしまい身動きができなくなる．卓越した精神科医である加藤清が『癒しの森』の中で「苦悩によって病まず，わずらわされなくなった時，苦悩はその意味と働きを変える．苦悩そのものが苦悩を癒していると言えよう」と述べているように，一般的には忌避すべきものとされがちな死や苦悩に囚われるのではなく，それらを自分の一部として静かに受け容れることができるようになる時，人は新たな境地に導かれるように思う．筆者の大切な友は30歳の若さで全身を癌で患い亡くなったが，最期の語らいの中で彼女が遺してくれた「神様はその人に耐えられない試練は決してお与えにならないから……」という言葉は筆者の心から生涯消えることはないだろう……．

4　いと小さきものの温もり

　第4章の「沼田の場合」では，犬や鳥など動物との心の交流が描かれている．沼田は幼少時代を日本が植民地化していた満州で過ごした．沼田の両親の仲は次第に険悪になって行き，やがて離婚した母に連れられ日本に帰るが，これは遠藤自身の経験を重ね合わせたものであろう．当時，日本人は中国人を使用人として使っていたが，沼田の家にも李という少年が雇われていた．李は沼田が拾ってきた子犬を一緒に匿ってくれ，素朴で心優しい少年だったが，盗みの罪を着せられて一方的に解雇され去って行った．子犬はクロと名付けられ，沼田の忠実な同伴者であり，悲しみの理解者であり，話を聞いてくれる唯一の生き物であり，心の友として成長した．母に連れられ日本に引き揚げる際，沼田の乗った馬車をクロは必死に追いかけて来た．しかしやがてクロは最後の別れを悟ったのか，疲れた足をとめ，去って行く沼田を諦めのこもった眼で見つめ

ていた．沼田が別離の意味を初めて知ったのは李とクロによってであった．

　沼田は童話作家となり，動物と人間の心の交流をテーマとした作品を書いた．彼は書斎で犀鳥を飼い，熱帯から遠い異国に連れて来られた鳥の哀しみと自分の哀しみを重ね合わせた．結核が再発し，手術の際，彼が入院先で飼っていた九官鳥が人知れず死んでしまった時，彼は九官鳥の死を自分の身代わりとしての死として捉える．幼少期から彼の孤独や哀しみを見守り傍にいてくれたのは無力な李少年や犬や鳥たちだった．人が哀しみや辛さを語ることができる相手とは権威や富，健康や成功を誇る人生の表街道を生きる人々よりも，そっと傍らで見守ってくれている無力で小さな存在であるのかも知れない．しかし李少年や動物たちは本当に無力なのだろうか？　そこに存在しているだけで誰かの心に温もりや安心感を与えてくれる彼らこそ癒しの本質を具現しているように思えてならない．

5　人肉喰いは罪か

　第5章の「木口の場合」は，ビルマでの敗戦と極限状況における退却を描いている．木口はマラリアに罹り死を覚悟するが，戦友の塚田は彼を見捨てず2人は奇跡的に生還する．戦後10年以上が経ち，塚田は木口を頼りに職の口を求めて上京し，新たな職に就いたものの吐血し病に伏してしまう．塚田は死の床で戦後苦しみ続けて来た罪の意識を告白する．彼は生きるために死んだ戦友の人肉を食べざるを得なかった——生きるためとはいえ，人としてなすべきではないことをしたと苦しみ続けて来た塚田に病院でボランティアをしている外国人のガストンは「神は塚田さんの中にいる」と語る．ガストンはどこか間の抜けたサーカスのピエロのような存在だったが，だからこそ患者たちの心に僅かな慰めを与えていた．

> 　彼は安易な慰めが病人に何の役にも立たぬことを知っているようだった．口さきだけのいたわりや患者が信じてもいない励ましは，かえって彼らを孤独にさせることを，この不器用な青年はどこで学んだのだろうか．

と遠藤は表現している．ガストンは塚田に人の肉を食べたのは彼だけではなく，

アンデス山中に飛行機が墜落した時も生存者たちは救出されるまでの71日間，死んだ仲間の肉を食べて命をつないでいたこと，人の肉を食べたことを責めるものは誰もいなかったことを語る．そして「ベッドの横に跪（ひざまず）いたガストンの姿勢は折れ釘のようで，折れ釘は懸命に塚田の心の曲りに自分を重ね合わせ，塚田と共に苦しもうとしていた」のであり，「塚田の安らかな死顔はガストンが彼の心から全ての苦しみを吸いとったからであろう」と表現されているが，安らかに死を迎えることができるのは死に逝く本人の力と，共に死の不安や苦しみを分け持ってくれる看取りの人々の深い働きがあるからであろう．

6　病苦の中に神が宿る

　全編を通して大きな役割を荷ったのが成瀬美津子と大津であった．2人はカトリック系の大学で学ぶ同級生同士であり，美津子は生真面目な大津を誘惑し壊れたおもちゃのように捨てた．美津子はその後，青年実業家と結婚するが人を愛することのできない自分に気付き，離婚する．多くの人々と同様に彼女は自分が人生に何を求めているのか本当のところが分からなかった．大津は神父になるためフランスに留学するが，大津の求める神と修道会の指導者たちの教えは相容れず，彼はインドのヒンズー教徒たちのもとで，死体をガンジス河に運ぶ仕事を荷いつつ神に仕える生き方を選ぶ．彼の求める神とはヨーロッパのキリスト教だけでなくヒンズー教の中にも，仏教の中にも生きている神だった．

　美津子をはじめ，磯辺も沼田も木口もそれぞれの人生を背負いながら，そしてそれぞれが何かを求めてインドを訪れた．彼等はツアーガイドの江波（いざな）に誘（しな）われてチャームンダーという女神を目にする．女神の乳房は老婆のように萎び，右足はハンセン病のため爛（ただ）れ，腹部は飢えでへこみ，蠍が噛み付いていた．彼女はそんな病苦や痛みに耐えながら萎びた乳房から人間に乳を与えていた．ガイドの江波は，

> 彼女は……印度人の苦しみの全てを表しているのです．長い間，印度人が味わわねばならなかった病苦や死や飢えがこの像に出ています．長い間，彼等が苦しんできた全ての病気にこの女神はかかっています．彼女は聖母

マリアのように清純でも優雅でもなく，逆に醜く老い果て，苦しみに喘ぎ，それに耐えているのです．

と語る．

この女神の姿は全ての人々，弟子たちにさえ見捨てられ，裏切りと屈辱，惨めさの中で亡くなったキリストの姿と重なっている．

> 彼は醜くく，威厳もない．惨めで，みすぼらしい．人は彼を蔑み，見捨てた．忌み嫌われる者のように，彼は手で顔を覆って人々に侮られる．まことに彼は我々の病を負い，我々の悲しみを担った．

これがキリストの姿であった．キリストは多くの奇蹟を行い，人々に熱狂的に支持されたが，人の心に寄り添い苦しみを共に担ってくれるのは栄光に満ちた超越者としてのキリストではなく，誰よりも惨めで誰よりも深い悲しみを味わった醜く威厳もないキリストなのだという遠藤の思いが全編の根底を流れているように思う．

おわりに

大津は軽薄な日本人観光客がガンジス河で荼毘に付される死体の写真を撮ったため，遺族が激昂して彼に襲いかかろうとした仲裁に入り，代わりに激しい暴行を受ける．そしてガート（河岸に連なる陸地から河水への階段）を転げ落ちて首の骨を骨折し危篤状態に陥り，病院で亡くなってしまう．大津の生き方は世間的な栄達や成功からは程遠い，愚鈍でばかな生き方だったかも知れない．彼は若き日に美津子に「僕が神を棄てようとしても……神は僕を棄てないのです」と語ったが，彼は世間から捨て去られた人々の哀しみや死を背に担いながら黙々と生き抜いていた．この大津の姿の中に神が宿っていると感じるのは筆者だけであろうか．死や深い苦悩と向かいあい，絶望の淵を歩む時にも決して自分を見捨てない存在があり，また，あると信じる心こそ，人が求めてやまないものかも知れない（傍点は筆者）．

☐注

ⅰ) ウルグアイ空軍機571便遭難事故：(Uruguayan Air Force Flight 571) とは，1972年10月13日に飛び立ったウルグアイ空軍571便がアンデス山脈に墜落した航空事故である．乗員乗客45名中29名が死亡した．生存者は亡くなった同乗者の人肉を食べて救出されるまでの71日間，命を繋いだ．

☐引用文献

1) Bauer, M.: Das Testament der Mutter Teresa, 1996, 神言修道会訳 DVD: マザー・テレサの遺言．女子パウロ会，東京，2007.
2) 遠藤周作：深い河．講談社，東京，1996.
3) 加藤清監修，井上亮・黒木賢一・賽川幹朗・塚崎直樹・平井孝男：癒しの森．創元社，大阪，1996.
4) 松田真理子：絶望の淵を歩むとも，自分を見捨てない存在がある——遠藤周作 (1993)『深い河』．ターミナルケア10号6月増刊号，三輪書店，東京，pp. 105-108. 2000.

第11章　ハンセン病を生きる

はじめに

　本章ではハンセン病について解説し，ハンセン病に対する理解を深めると共にハンセン病患者が担わされてきた苦悩を見つめ，彼らの生の尊厳を取り戻すことの意味について検討していきたい．

　ハンセン病患者を社会から強制隔離収容することを基本軸とした，らい予防法は1931年に制定された．強制収容された患者のほとんどが二度と故郷に帰ることは叶わず，家族に迷惑がかからないよう実名を伏せて偽名を使い，療養所内で結婚は許されても子どもを作ることは禁じられ，強制的な断種，避妊手術が施行された．長きに亘り患者を苦しめ，その尊厳を傷つけ，結果的にいわれなき差別偏見を助長することに与したらい予防法は1996年に廃止された．その2年後の1998年に筆者は日本全国に現在14カ所あるハンセン病患者の療養施設の1つである東京多摩全生園を訪れた．資料館に展示されているハンセン病にまつわる様々な資料や写真，展示品を見て回り，併設されていた小さな売店で記念品を買うために，レジ係の人にお金を渡し，釣り銭を受け取ろうとした時，思わず筆者は相手の指先に眼が釘つけになった．釣り銭を渡してくれたレジ係の人は左右両方の手の10指とも指がなく，剪定された桑の木のような2つのこぶしが目の前にあった．レジ係の人は元ハンセン病患者であった．彼は指が1本も残されていないにもかかわらず，手の甲で見事に釣り銭を操り，筆者に渡してくれた．筆者は思わず彼に「よければ私の掌にあなたの両手を載せてください」と頼むと，彼は静かに指のない両手を筆者の掌に預けてくれた．筆者は言葉なきまま，食い入るように自分の掌に載せてもらった彼の指のない両手を見つめていた．彼の手を載せながら筆者が涙を流していると彼はおもむろに語り出した．

私は6歳の時にハンセン病を発病してこの施設に入りました．それから50年以上，ここで暮らしています．私は幼い時に発病したので，外の世界での人並みの幸せを経験することができませんでした．けれども私は大人になってから発病した人達よりも自分の方が恵まれていると思います．学生であったり，就職したり，結婚して家族を得てから発病した人々はそれまで当たり前のように得ていた仕事や家族を失い，この園に入ってきました．私は幼い頃からこの園で育ったので，外の社会で人並みな幸せを得ることができなかったけれども，始めから得るものがないから失うこともなかった．けれども外の世界で仕事や家族を得ていた人達は発病によって仕事や大切な家族を失った．いったん得たものを失う苦しみの方が始めから得たことのない苦しみよりも遙かに深く重いのではないかと思います．ですから私は自分が何も得ることがなかったが故に失う苦しみは経験せずに済んだと思っています．何も得ることはできなかったけれど，私は代わりにキリスト教の信仰を得ました．信仰が私を支えてくれているのです．

　彼のこの言葉を聞いて，筆者は涙を流しながらそこに立ち尽くすだけであった．得たものを喪う苦しみと，一度も得たことのない苦しみを同次元で比較することは極めて困難であるが，筆者の心の中には彼の言葉が約20年近く経過した今も木霊する．
　また，同じ年に筆者は沖縄を旅した．旅の途中で筆者はキリスト教の教会に立ち寄ったのであるが，その教会の牧師が以前，離島でハンセン病患者達と長らく暮らしていたことを知った．その時，筆者は人生の転機にあり，それまで勤めていた法律事務所を辞めて臨床心理学を学ぶ世界に身を置くかどうかを迷っていた．筆者は自分の迷いをその牧師に話すと彼は以下のように語った．

　私は離島で長らくハンセン病患者達と生活をしてきました．幼い子ども達もたくさんいました．らい菌に感染しただけでは発病に至らないのですが，いよいよ発病するな，という時はわかりました．幼い子ども達の背中が今までに見たことのないような美しい薔薇色に輝くと，それは発病の徴で，子ども達の皮膚には徐々にハンセン病独特の斑が顕れてきました．当時はよい治療薬が導入される以前だったので患者達の病気は進行していき

ました．彼らと生活を共にいていたので，私は様々な体験を共にしてきました．あなたは臨床の道に進むかどうかを迷っている，とおっしゃったが，私にとっての臨床とは膿だらけの手でハンセン病患者達が握ってくれたお握りを一緒に食べることを意味します．あなたにはそれができますか？

　筆者は牧師が投げかけてきた問いに答えることができず，またしても，そこに立ち尽くすだけであった．「膿だらけの手で患者達が握ってくれたお握りを一緒に食べること」は象徴的には患者の苦悩に深く共感し患者と共に時間と空間を共にしながら歩むことを意味するのであろうが，牧師は象徴的にではなく，文字通り膿だらけの手でハンセン病患者達が握ったお握りを食べ，生活を共にしてきたのであった．しかも牧師は患者が膿だらけの手で握ったお握りを食べてもハンセン病を発病することなく，牧師としての人生を歩んでおられたのである[i]．

　以下にハンセン病について概観し，病の社会的意味，生きることの痛み，病いによるスティグマと羞恥心について検討していく．

1　ハンセン病

　ハンセン病に関する内科学的解説は石田[2]（2012）の解説を参考資料とした．ハンセン病とは抗酸菌であるらい菌（Mycobacterium leprae）によって起こる慢性肉芽腫性病変を主体とする感染症である．1940年代初頭の近代的化学療法の発見以前は不治の病として恐れられていたが，サルファ剤による単剤療法の時代を経て1990年代にリファンピシンを中心とする標準的多剤併用療法が遍く普及して以来，そのイメージは劇的に変化した．1991年から行われたWHOの世界初のキャンペーンにより，全世界で1400万人以上が治癒したと報告されている．2010年の新患登録は世界の130ヵ国で合計22万8474人であり，このうち21万9000人以上がアジア，アフリカであったと報告されている．

　病変は主に皮膚と末梢神経に生じるが，上気道粘膜，眼，睾丸などにも生じることがある．らい菌の増殖は非常にゆっくりであるとともに，持続生残細胞（persister）と呼ばれる代謝を休止している状態があると考えられ，潜伏期間

は3-20年以上に及ぶこともある．感染はヒトからヒトへ起こり，感染経路は飛沫感染とされているが，環境中のらい菌の関与を指摘する人もいる．感染しても不顕在性感染が大部分で発病する人は少ない．

臨床症状は病初期に出現する皮疹，抹消神経の肥厚，その結果手足や眼に生じる様々な抹消神経障害のために生じる変形，機能障害，二次的外傷の結果生じるさらなる障害に大別することができる．皮疹の多くは非常にゆっくりと出現し，程度の違いはあるが，必ず知覚麻痺を伴う斑，丘疹，結節，浸潤で脱色素斑や紅斑である．

ハンセン病の治療はらい菌に対する抗菌薬治療，らい反応に対する治療，手足や眼の障害の予防と治療に分けられる．らい反応とはハンセン病の経過中に宿主の免疫応答が急激に変化することによって生じる急性反応であり，細胞性免疫の急速な活性化に伴い引き起こされる炎症過程を境界反応という．液性免疫が活性化されて抗原抗体複合体が全身に引き起こす炎症反応を癩性結節性紅斑という．

現在は強力な抗菌薬の組み合わせである多剤併用療法により，比較的短期間に治癒する疾患になったが恒久的抹消神経障害が残ったときは，適切な予防対策が行わなければ二次的な外傷により手足や眼に二次的な障害が生じることに注意しなければならない．

病名は1873年にらい菌を発見したノルウェー人医師アルマウェル・ハンセン（Hansen, A.）の姓に由来する．以前は「癩病」とも呼ばれていたが，現在ではこの名称は差別的であるとして用いられない．感染はらい菌の経鼻・経気道的による感染経路が主流であり，伝染力は非常に弱いと言われている．適切な治療を受けない場合は皮膚に重度の病変が生じることがあるため，患者は古来から差別の対象となってきた．治療法が確立する以前は，患者は末端神経の障害により手指や鼻腔，耳などを失うことが多く，相貌の崩れなどによる凄惨な姿が言われなき差別・偏見を招き，「業病」「天刑病」として忌み嫌われ，疾病そのものの苦しみだけではく，根深い差別・偏見の対象となるという二重の苦しみを背負わされていた．現在では治療法が確立しており，重篤な後遺症を残すことも自らが感染源になることもない．

2007年の統計では世界のハンセン病新規患者数は年間約25万人であり，日本

人新規患者数は年間0から1人と極めて稀になった．

2　ハンセン病の歴史

　山本[6]（1993）によると奈良・平安朝時代におけるハンセン病についての記録は乏しいが，『日本書記』第2巻12に推古天皇の20年（612年）に百済からの帰化人のうちの1人に顔面に白斑ができた者があり，白癩と疑われたとの記述があるという．当時すでに患者がいたことは大宝令（705年公布）の戸令に「悪疾」という病名があり，大宝律令の註解書『令義解』には「悪疾」とは白癩（ハンセン病）であると説明されている．奈良朝時代には仏教の社会事業がさかんであり，この時代の信仰の中心であった金光明最勝経および薬師経が病者救済の慈心を人々の間に啓発し，光明皇后は藤原不比等の娘で729年に聖武天皇の皇后となり，730年には皇后職施薬院をおき，ハンセン病患者をはじめ多くの病人の看護にあたった．しかし平安朝時代の後期から末期になると朝廷および貴族の力が弱まるにつれて救済事業も衰微していった．

　中世になると1304年に梶原性全の『頓医鈔』巻34にはハンセン病の病因の1つとして前世に犯した罪が挙げられ，治療法としては悔い改めて善行を積むことを勧めている．

　一方，キリスト教の癩観をみると聖書にはハンセン病に言及している箇所が多いが，癩観として旧約と新約では全く逆となっている．旧約聖書の『レビ記』13・14章ではハンセン病患者は社会から疎外されるべき対象として記載されている．これに対し，新約聖書の『ルカによる福音書』16章19節-25節においてはハンセン病患者ラザロは最終的には祝福された存在として描かれている．1549年にフランシスコ・ザビエルが日本に上陸してから徳川幕府が鎖国令を発する1639年までの約100年間はキリシタンの宣教師や信者達は教育，福祉，医療活動に熱心であり，キリシタンによるハンセン病患者救済が大分，堺，京都，長崎，和歌山，広島，江戸で行われていた[6]．

3 差別・偏見

アーサー・クラインマン[4] (Kleinman, A.) (1988) は『病の語り―慢性の病をめぐる臨床人類学』第10章「病いのスティグマと羞恥心」の中で以下のように述べている．

1. スティグマ (Stigma) とは

スティグマとは「徴(しるし)をつけ，烙印を押す」という意味のギリシャ語であり，人の名誉を公然と汚す徴を示した．ゴッフマン[1] (Goffman) (1963) によると，「スティグマとは慢性の病いに深いかかわりをもっていることを意味しているという．徴は肉体に刻み付けられているか，焼き付けられて，その徴をつけた者は奴隷，犯罪者，謀反人――すなわち，穢れた者，忌むべき者，避けられるべき者（とくに公の場所では）であることを告知したのであった」．また一方で，スティグマとは身体に顕れた神の恩寵の徴（聖痕）という宗教的概念でもあった．しかし，疾患の徴候は病理の目に見えるスティグマであるという医学上の定義もあり，奇形，欠陥がある，醜いということで徴づけられた人を示す意味に転じてしまった．最近ではスティグマとは実際の身体的徴よりも不名誉の方を指すようになってきている．かつて身体的なものであった苦悩やその他人間に特有な問題の隠喩が精神的なものに投影されるようになったと言えるだろう．

2. 傷ついたアイデンティティ

「スティグマはその当人の信頼を失いかねない状態にする」と考えられている．ゴッフマン[1] (1963) は「傷ついたアイデンティティ」という劣等，堕落，逸脱，恥ずべき差異をもっているという感覚が内面化されるとし，「ある特定のスティグマをもつ人々は，その窮状をめぐって類似の学習経験をもち，自己についての考え方の類似した変遷……類似の精神的遍歴をもつ傾向がある」と述べている．具体的には人工肛門形成者，脳性まひ，てんかん，精神遅滞，その他身体の外観の損傷，肢体不自由者はスティグマを烙印されたと考えられた

時代があった．疾患はその人の低格性を証明する文化的意味を病者の上に強く刻印すると考えられていたのである．

　小説家ホーソーンの『緋文字』の主人公であるヘスタ・プリンは姦通罪のため，衣服に緋色のAの文字を縫い付け，一目で姦通の罪を犯したことが周知されるよう振る舞うことを強いられた．衣服によるスティグマはナチスによる強制収容所の犠牲者達の袖に縫い付けられた黄色いダヴィデの星などにも見出すことができる．中国では文化大革命において公開の地位剥奪集会の間中，知識人の頭に被せられた三角の帽子はスティグマを意味した．その他，ハンセン病のくずれた鼻梁や切断術を施された四肢もスティグマを表し，醜いもの，恐ろしいもの，異形のもの，非人間的なものという別の文化的カテゴリーを呼び起こすものとして捉えられていた．

3．宗教的意味

　次に宗教的な色彩を帯びたスティグマについて見ていきたい．クラインマン[4]（1988）によると宗教的観点からスティグマを持つ者は罪深い，邪悪であるとみなされた．さらに，虚弱や不名誉という倫理的な含みを帯びる．スティグマを与えられた人は異質の他者であると規定され，その人のペルソナにはその集団で価値があるとされるものと正反対の性質が投影されることになる．それらは具体的にはハンセン病患者，インド農村部における不可触民（アウトカースト，アンタッチャブル），北アメリカのエイズ患者などであり，中国では精神病のスティグマが極めて強力なために，重篤な精神病の本人だけではなくて，家族までスティグマを負わされるという．中国においては，ある人が精神病であるとすると，当人の祖先は間違いなく精神病であったと見なされた．さらに結婚の仲人は適齢期の独身男女の名簿から精神病患者の同胞や子孫をはずすことになっている．19世紀から20世紀初頭のヨーロッパでは，精神遅滞，てんかん，精神病は「進化レベルの低い」家系において受け継がれる変質傾向であると考えられ，優生学という似非「科学」がこの蔓延の防止を目標とした．

　スティグマを負わされた人々は周囲の人々から避けられたり，嘲笑されたり，拒絶されたり，面目を失わされたりする．さらに，スティグマを負わされた人は，スティグマを負わされるという反応を自ら予想するようになり，それが起

こる前や起こらない時でさえ予期するようになる．そして，スティグマがその人の内で内面化され，深い羞恥心と傷ついたアイデンティティになってしまう．

よって，どんな病いを持つ患者でも，ケアをする側の人々との相互行為において羞恥心を抱くことがあり，彼らが密かに抱く可能性のあるスティグマについて配慮することが求められる．特に慢性の病を持つ患者（外見を損なわれた者や能力低下をきたしたもの）の家族や，彼らを治療する専門家はスティグマと羞恥心に対する鋭い感受性を持つ必要性があるとクラインマン[4]（1988）は述べている．

4 「風倒木」

次にハンセン病患者による詩を参照し，ハンセン病を我が身に引き受けて生きた人生について考えていきたい．詩人・桜井哲夫（本名，長峰利造）は1924年7月青森県北津軽郡の裕福なりんご農家に生まれる．1931年4月水元村立水元尋常小学校妙堂崎分教場入学し，1939年水元村立水元尋常小学校高等科卒業している．13歳でハンセン病を発病し，17歳（1941年10月）の時に群馬県国立草津療養所，栗生楽泉園に入園した．その後，療養所内で知り合った同病の真佐子と結婚した．当時，ハンセン病患者は結婚は許可されていたが国の施策で子どもを持つことは禁じられていた．断種手術の失敗からか桜井夫婦は子どもを授かる．しかし，授かった子どもは5カ月10日で強制的に堕胎させられ，標本室の棚に飾られることとなった．その後，妻・真佐子も26歳で死亡した．桜井は1953年失明．1983年栗生詩話会入会．1985年受洗（カトリック）．桜井は念願の故郷に帰ることは叶わず，生涯を栗生楽泉園で過ごした．彼は多くの詩作を遺しているが，その中でも桜井が隔離施設である栗生楽泉園に入所する朝に父が彼に送った言葉を記した「天の職」では父親が，「らいは親が望んだ病でもなく／お前が頼んだ病気でもない／らいは天が与えたお前の職だ」と語りかけている下りがある．「らいを生きることが天の職」というあまりにも重い言葉にもかかわらず，終わりの日の喜びのために「長い長い天の職を俺は素直に努めてきた」と綴っている．人生の終わりの日を喜びと表現できる人は希有な存在であると思われるが，桜井にとって人生の終わりとは，らいと共に生き

る苦しみから解放される喜びの日でもある，という下りに桜井の背負った不条理な人生の重みが凝縮されているように感じられる．

さらに，父が本名を決して明かしてはならないと語った戒めを桜井が敢えて破った「破戒」，故郷に対する深い思いとハンセン病を病む自らのあり方について綴った「風倒木」も深く胸打たれるものがある．桜井は「いつまでも風倒木のままでいいから／俺の残した木が育ち／俺の生まれた山がいつまでも山であってほしいのだ」という切なる願いを記している．自らは風になぎ倒された風倒木のままでもいいから自分が生まれ育った山がいつまでもそのままであってほしいと願うことのできる清らかな心と懐の深さを彼は長い長い苦しみを通して培ってきたのであろう．

5　なぜ私たちでなくあなたが？

次に当時，業病として忌み嫌われ，らい予防法により様々な法的差別を受けていたハンセン病患者の治療に専心した精神科医である神谷美恵子（1914-1979）の若き日の詩にも目を向けたい．神谷は19歳のある日，キリスト教の牧師であった叔父に連れられ，東京多摩の全生園を訪問し初めてハンセン病患者を目の当たりにし，神谷の人生を決定するほどの衝撃を受ける．神谷は20代半ばになって初めて医学の道に進むことを父から許され，医学の勉強に専心する．医学部卒業の一年前に神谷は瀬戸内海にある国立療養所長島愛生園を訪問した．ハンセン病患者たちとの鮮烈な出会いによって，神谷は「らいの人に」という詩を創り，彼らに捧げたのである．とりわけこの詩の中に綴られている「なぜ私たちでなくあなたが？／あなたは代わって下さったのだ」という神谷の言葉は深く胸に迫るものがある．

我々は病に苦しむ人々を目の当たりにした時，その苦しみの姿に深い同情を感じたり，涙を流すことはあるだろう．しかし，神谷が詩に認めたように病者を目の前にした時に「なぜ私達でなくあなたが？　あなたは代わって下さったのだ」という思いを抱くことができるだろうか．病者を目の前にした時，病の辛さ，苦悩をまざまざと感じると同時に，自分は「健康という此岸」に立っていることを秘かに確認し，ほっと胸をなでおろしてはいないだろうか．「病」

を他者の身の上に起きていることとして傍観しがちではないだろうか．少なくとも，「自分の身の上に降りかかったかも知れない病に，あなたが代わってなってくださっているのだ」という発想はなかなか浮かばないのが多くの人間の姿ではないだろうか．この神谷の病者への深い想い，決して「対岸」のこととして病を看過しない心のあり方は心に深く留めておいてもよいだろう．

おわりに

長きに亘り，多くのハンセン病患者を苦しめたのはハンセン病という病だけではなく，言われなき差別・偏見であり，優生思想を内包したらい予防法の隔離政策，断種・避妊強制手術であった．ハンセン病は聖書や日本書記など洋の東西を問わず，古代の書物にも登場する非常に古くからある病の1つである．差別・偏見の対象となり，人間としての尊厳を奪われながらその生を全うせざるを得なかった人々の苦悩に我々は謙虚に頭を垂れ，自分自身の中に巣くう差別・偏見を見つめ直すことこそが今後，我々にとって必要な第一歩となるのではないだろうか．尚，らい予防法の隔離政策に反対し続け，常に患者側の立場に立ち治療を提供した小笠原登の生き方に医師の本質を見る思いがすることを記しておきたい．

□注
ⅰ）ハンセン病の感染力は極めて低く，接触してもほとんど自然免疫力で感染・発症防御できるために，大人から大人への感染・発病は極めて稀である．ほとんどの場合は免疫力の弱い小児期の感染による．ただ，このことを上記牧師が知っていたか否かは不明である．なお，ハワイ・モロカイ島でハンセン病に苦しむ人々と共に生き，自らも同じ病にたおれたダミアン神父の生涯を記した著書として，やなぎやけいこ『二つの勲章　ダミアン神父の生涯』がドン・ボスコ社から1994年に出版されている．

□引用文献
1）Goffman, E.: STIGMA Note on the Management of Spoiled Identity, 1963, 石

黒毅訳:スティグマの社会学　烙印を押されたアイデンティティ．せりか書房，東京．1980．
2) 石田裕:Hansen 病．門脇孝・永井良三総編集:カラー版　内科学．西村書店，東京，pp. 1815-1817．2012．
3) 神谷美恵子:神谷美恵子著作集 2　人間をみつめて．みすず書房，東京，pp. 132-133．1980．
4) Kleinman, Arthur: The Illness Narratives: Suffering, Healing, and the Human Condition 1988. 江口重幸・五木田紳・上野豪訳:病いの語り——慢性の病いをめぐる臨床人類学．誠信書房，東京．1996．
5) 桜井哲夫:新・日本現代詩文庫12　桜井哲夫詩文集．土曜美術社出版，東京，2003．
6) 山本俊一:増補　日本らい史．東京大学出版会，東京，1993，1997増補版．

第12章　金閣寺放火僧における火の意味

はじめに

　京都の名刹として名高い鹿苑寺舎利殿，通称金閣は昭和25年7月2日未明，同寺徒弟の林養賢の放火により消失した．林は金閣を放火した後，自殺を試みたが未遂に終わり，逮捕され，三浦百重の精神鑑定を受けた．鑑定結果は精神病ではなく「分裂病質」であり，完全責任能力ありと出て，昭和25年12月に懲役7年の実刑判決が下った．林は控訴せず受刑した．刑期は昭和27年の恩赦により5年3カ月に減刑された．受刑中に林には幻覚や妄想が出現し，刑期満了後，直ちに分裂病者として京都府立洛南病院に措置入院した．その後，昭和31年3月7日に肺結核のため死亡した．国宝である金閣放火は当時，世間に大きな波紋を巻き起こし，この事件を題材として三島由紀夫は『金閣寺』(1960)を，水上勉は『五番町夕霧楼』(1962)を書いている．

　本章においては，林養賢の精神内界と「火」「放火」との関係性についてを検討する．その際，林の精神鑑定を行った三浦(1950)の鑑定結果ならびに[8]，刑期満了後，洛南病院に入院中の主治医であった小林[4](1960)による「金閣放火僧の病誌」を引用文献として用いる．さらに上記した三島由紀夫の小説『金[7]閣寺』の内容からも林の精神内奥についての検討を行う．尚，本章では放火僧の名，地名や寺の名，学校名，受刑地や刑務所名など実名を三浦や小林の記録から転記しているが，これらは記録がすでに一般公開されていること，三島の『金閣寺』でも実名で記載され周知の事実であること，林がどのような風土でどのような一生を送ったかを考察するためにも必要であると判断し，敢えてイニシャルにせずに原文のまま転記した．ただし，友人については小林の報告書どおりイニシャルを用いている．また，「精神分裂病」は2002年に精神神経学会総会での病名変更採択により「統合失調症」となり，現在は「統合失調症」

第12章　金閣寺放火僧における火の意味

という呼称を使用することが一般的である．しかし，本章においては林の生きた時代背景は病名変更前であったこと，引用文献は「分裂病」と記載されていることなどから，「分裂病」で統一することとした．さらに言えば内海[13]（2003）が指摘しているように「分裂病」と「統合失調症」は異なる病態であるという可能性も筆者は視野に入れているため，敢えて「分裂病」を使用した．

本章で林が「火」を用いて金閣を灰燼と帰しめた行為を鑑みるにあたり，「火」についてを漢字の成立過程，ギリシャ神話，古事記，村上[9]（1996）の科学哲学の視点から概観していく．

1　「火」についての概観

古来より，人間は火の恩恵に与かってきた．齢90歳を過ぎてもなお，漢字への情熱を燃やし続けた白川[11]（1995）の『字訓』によれば，火とは「燃焼することによって光を発し，熱を伴うもの．その母音交替形に「ほ」があり，「ほのほ」「ほなか」のように複合語に用いる」と記されている．さらに，白川は「炎」は「「火の穂」の意であり，燃える火の先端のひときわ明るいところ．また，「ほむら」という」と述べている．そして火には聖化の力があるとすることは極めて一般的な信仰であり，火には燬滅の意味があり，邪悪を滅ぼす力があるとみなされていた，と解説している．「滅」「熒」「密」「赦」などは，みな火に従っており，祓邪の意を持つ字である．「燬滅」とは，「毀」は幼児を殴つ形であり，毀脊して骨だけとなった屍を殴つ形とも解しうるが，そのような犠牲を用いる呪的行為をさす．

洋の東西を問わず，火は神話でしばしば扱われるモチーフである．ギリシャ神話における火と関連するものとしては，神々から火を盗んで人間に与えたプロメテウスの話があまりにも有名である．プロメテウスは2人きょうだいであり，彼は長子であった．兄である「プロメテウス」の原義は「先に考える人」という意味であり，弟の「エピメテウス」は「後に考える人」という意味である．ギリシャ神話では兄であるプロメテウスが物事を計画し，弟エピメテウスが実際に人間や動物を作る作業を請け負った．彼らは動物を作り，各々の動物に大きな翼，曲がった嘴，長い尾，鋭い爪などを与えた．最後に人間を作った

際，もう与えるものが残っていなかったため，プロメテウスはヘパイストス（火と鍛冶の神）の鍛冶屋の仕事場に忍び込み，火を盗んで人間に与えた．しかし，「火」は神々だけに許されていたものであり，プロメテウスの行状を知った神々の王・ゼウスは激怒し，プロメテウスをカウカソス（コーカサス山脈）に鎖でつなぎ，毎晩，大鷲にプロメテウスの肝を突かせた．生きながらに肝臓を大鷲についばまれる苦しみは想像を絶するが，プロメテウスは半神半人の身であり，神の血が流れているが故に死ぬことができず，また肝臓は再生しやすい臓器であるため，夜の間に再生してしまう．よってプロメテウスがこの苦しみから解放されるまでに3万年の間，ギリシャ第一の英雄ヘラクレスによる救済を待たねばならなかった．

東洋医学には，臓器と感情の関係性を対応させる考え方がある．松本[6] (1983) は心臓には「喜び」，肺には「悲しみ」，脾臓には「思い」，肝臓には「怒り」，腎臓には「恐れ」が対応すると解説している．毎晩，永劫に近い時間を大鷲に生きながらにして肝臓をついばまれたプロメテウスであるが，「怒り」と対応する臓器を業罰の対象部位として選ばれたことにも深遠な意味が宿っているように思われる．「肝臓」は火を盗まれることにより，神々の王として権威を失墜させられたゼウスの怒りの象徴でもあり，人間にとっては火という最高の叡知を与えたが，その罪ゆえに業罰を与えられたプロメテウスの誰にも向けようのない怒りを表しているとも考えられる．プロメテウスの説話は，神でさえ，火を盗んだことにより業罰が与えられるという厳しい掟を物語ってもいるし，火が「大いなる知恵」であるからこそ，神々だけの占有物として人間には与えるはずではなかったという意図も読み取れる．旧約聖書では蛇の誘惑に惑わされ，禁断の木の実を食べてしまったことにより，楽園であるエデンの園を追われたアダムとイブの原罪の物語が記されている．禁断の木の実とは「知恵の実」であり，聖書にも人間が知恵を得ること，善悪を知ること，恥を知ることそのものが「原罪」につながるという思想が展開されている．神なるぬ身である人間が「知恵」を得てしまうことそのものが「原罪」であるという思想には，「絶対他者」である神と人間を峻別する厳しさが伺える．

目を日本に転じてみると，日本の皇室の祖でもある神々のことや国の成立が記されている『古事記』にも，火にまつわる極めて印象深い物語が記されてい

る．古事記にはイザナギとイザナミの二柱の神が国産みを行う場面が記されており，二柱の神は次々と国土や被造物を生んでいく．そして，イザナミは火を産んだ際，ホト（陰部）を大火傷して死んでしまい，黄泉の国へ行ってしまう．妻の死を嘆き悲しんだイザナギは妻を迎えに黄泉の国まで出向くが，全身が腐り，腐った部位から雷（いかづち）が生まれている妻の変わり果てた醜悪な姿を見てしまい，慌てて地上に逃げ帰る．その際，自分の変わり果てた姿を夫に見られた妻のイザナミは恥辱と怒りにかられて黄泉の国の鬼達を従え，イザナギを追いかけてくる．イザナギはまさに命からがらの体でこの世に帰還し，黄泉の国とこの世との境目に尋常の力では動かすことのできない千引きの岩を置く．火を産んだことにより，イザナミは自らの命を落としてしまうが，このこともまた，神でさえ，火を産むことにより自らの命を犠牲にしなければならなかったということを示している．

　科学哲学者である村上（1996）は『宇宙像の変遷』の中で，地上の世界は「四大」により構成されており，四大とは「土」・「水」・「空気」・「火」であると述べている．そしてこの4つの要素のうちの「土」・「水」・「空気」は宇宙の中心に向かって自ら運動する傾向があり，「火」は宇宙の中心から外れる方向に自ら運動する傾向があることを指摘している．「火」は自身の外部に運動の原因が見定められるような「強制運動」に対立するのだという．これら4つの構成要素は人間にとって不可欠のものばかりであるが，「火」は他の3つの要素の傾向に反して，宇宙の中心から外れる方向に自ら運動する傾向があるという点は非常に興味深い．松田（2006）は中世末期から17世紀にかけての西洋世界における神概念を，パスカル（Pascal, B.）やエックハルト（Eckharts, M.）の述べる「宇宙」あるいは「神体験」から検討し，西洋キリスト教世界における神概念と現代を生きる日本人統合失調症者の神体験との共通点を呈示した．中世キリスト教世界における宇宙／神の概念は「中心をいたるところに持ち，その周辺をどこにも持たない無限の球体」に集約されており，「中心」への強烈な志向性が見られる．パスカル（1620）は『パンセ』の中で宇宙について，「どんな観念もそれ〔宇宙〕に近づくことはできない．われわれが想像しうるかぎりの空間のかなたに，われわれの思考を拡大しても無駄である．われわれの生みだすものは，事物の現実にくらべるならば，たんなる微分子にすぎない．

それはその中心をいたるところに持ち，その周辺をどこにも持たない無限の球体である」と述べている．エックハルト[1]（1857）は自分のキリスト教的神体験を説明するために「神は周辺なき無限大の球であり，その中心は至るところにある」と述べ，「中心」への強烈な志向性が呈示されている．一方で，村上のいう宇宙の四大要素である「火」だけは宇宙の中心からはずれようとする志向性を持つとするなら，「火」は「神」のあり方と対極を示している．「中心化」の対概念を「疎隔化」とするなら，「火」は求心的運動を好まず，拡散的に広がることを志向すると考えられるかも知れない．「火」が燃え広がり，あたり一面を焼き尽くすのは，この「外」へと向かう志向性を秘めているからであろうか．そのように考えると「火」は中心化するというあり方ではなく，外延をさらに拡大化していくことにより，全てを呑み尽すというあり方で万物を支配する傾向を有していると考えることもできるかも知れない．

　次に林養賢の幼少期から放火，死にいたるまでの経緯を見ていく．林の精神鑑定人として選出された精神科医である三浦百重は昭和25年7月31日，8月10日，9月1日，9月16日，10月6日，10月20日の合計6回，京都拘置所において林を検診し，資料として与えられた本件記録と被告人の手記を参照し，鑑定書を作成した．以下に三浦（1950）による精神鑑定書ならびに[8]，刑期満了後に措置入院した洛南病院入院中の主治医である小林（1960）の報告書をもとに林[4]の生い立ちから死までを見ていく．

　下記の記載は三浦と小林による文献の中で，筆者が林を理解する上で必要と判断した箇所を抜粋している．抜粋した内容は林の生い立ちや父母との関係，学業や友人関係，金閣入寺以降の生活，長老との関係，金閣放火前後の精神状態，受刑から死に至るまでの軌跡をたどり，かなり詳細ではある．しかし，これらの資料は林の精神内奥の理解のためには必要不可欠なものと判断し，敢えて記載した．

2　林養賢の生涯

1．生い立ち

　林は昭和4年3月19日に臨済宗東福寺派西徳寺で生まれた．父は同寺住職で

当時31歳，母は29歳であり，林に同胞はいない．父は豊かな地主の5人きょうだいの次男で，幼児より極めて温和，無口，控えめであったが，少年期より病弱で26歳で住職となり，結婚した後も健康はすぐれず，養賢出生後には肺結核になり，病床に臥せることが多く44歳で他界している．母は中農の長女で弟が1人いる．幼時より勝気で成績は優秀だったが，その母が若死にしたため，高等小学を退学し家事を行っていた．母は学校に行けないことを非常に悔しがっていたという．その後，24歳で結婚した．母の家系には精神発達遅滞者が1名いたが，父母両家ともに如何なる精神障害者や特記する性格偏奇者はなく，教育程度も高く社会的に成功した者が多かった．

　林が一生苦しんだ吃音は4歳ごろから始まり，人々にからかわれて悲痛の思いをし，会話は焦り，気は苛立ち，友人は少なく無口となった．

　昭和10年4月に小学校入学し，成績は同級19名中，常に1‐2番だった．3年生頃から父に経文を習っており，村の評判も悪くはなかったが，吃音と焦りのために短気が目立ち，衣服を破ったり，他人のものを壊したりすることがあったという．

　母の性格は，我儘，癇が強く，派手好き，勝気であり，強い頭痛持ちであった．母は村人から高慢，多弁，片意地だとして好まれなかったという．経済上の苦労，村の冷遇，僻地での不便な生活，夫の病臥など母にとっては耐え難い苦労があり，母は林に将来の望みを託し，極めて厳格かつ大切に育てると共に，我儘をさせる点があった．林の父母は性格の甚だしい相違，父の病臥，生活上の問題などから，必ずしも常に充分調和していたとは言えなかった．

　林は昭和16年3月に小学校を卒業し，同年4月から東舞鶴中学校に入学した．経済上及び通学の都合から，中学に近い父の生家である伯父宅に寄食し，通学した．伯父夫婦は慈愛に満ちた養育をし，全ての費用を負担した．林は養家では温和で明るく，毎朝読経し，真面目に通学し，土日は実家に帰省し，病臥の父に代わって寺務を行った．中学では目立たない存在で，親しい友人もなく孤独であったが，偏屈や強情ではなく，ひがみやひねくれも見られなかった．吃音はかなり著しく，学友が吃音を真似してからかっても，林は超然とし，感情を現さなかった．成績は中の上であった．母には反感を持っており，「伯母の縫った着物は着るが，母の縫ったものは嫌だ」と言っていた．

父は昭和17年12月に死亡し，寺は隣寺住職が兼務したが，母は寺の留守番として在住し，村から扶持米と若干の生活費を受け，さらに生活保護の適用を受けた．

父は生前に金閣寺長老とは一面識もなかったが，息子を弟子にしてもらうよう依頼していたため，禅門の常として長老は快諾していた．昭和18年3月に林は母と上洛し，金閣寺長老村上慈海から得度を受けた．当時は第二次世界大戦の最中であり，中学は戦況の悪化に伴い，勤労動員のみとなり，学業は少なかった．この頃から林は性格偏奇が目立つようになり，強情，偏屈が激しく，自分の考えに固執し，気が向かない場合は誰が何と言っても言うことを聞かないようになっていた．林は昭和19年4月に金閣寺に入寺し，花園中学4年に編入した．尚，父母及び親族は林が将来，金閣寺住職になることを強く希望していた．

2．鹿苑寺（金閣寺）時代

金閣は室町幕府第三代将軍の足利義満（1358-1408）が西園寺家の北山殿(きたやまどの)を譲り受け，大規模な別荘を営んだ建築群の1つであり，その主要建築は，舎利殿，護摩堂，懺法堂(せんぼうどう)，法水院(ほすいいん)などの仏教建築と，宸殿(しんでん)，公卿間(くげのま)，会所，天鏡閣などの住宅関係の建築とであった．金閣は広い鏡湖池にのぞむ三層の楼閣建築で，1398（応永5）年ごろに出来上がったと思われる．1，2層は寝殿造風で，第3層は純然たる禅堂仏堂風であり，住宅風の建築に仏堂風を配して調和をえた庭園建築の優作であるといわれている．義満の死後，北山殿は遺命により禅刹(ぜんさつ)となり，鹿苑寺と号した．金閣というようになったのは，応仁の乱以後（1467-1477）らしく，1469（文明元）年ごろには「金閣」という呼称が一般的に用いられていたという．

鹿苑寺は常に数人の徒弟を養成し，衣食住と学費の一切および若干の小遣いを与えている．観光事業は全て俗人職員が行い，徒弟は僧堂に入るまでの教育を目的とし，禅寺の日課と通学が行われるが，座禅や公案及び祖録提唱は僧堂に入ってから行うものとし，徒弟の日課にはなかった．林は寺では無口，孤独，明朗性に乏しく，偏屈，短気で徒弟間で争うことが時々あった．林は当時の心境を「（勤労）動員で会社の人々が，蛇の如き面々が，自分らを罪人に如く眺

める．帰ってくれば身も心も疲れ切っている．寺内の人々に相見る事によって，何ともいえぬいやな感がする．之も自分のひがみであろうか」と長老に書き渡していたこともあった．昭和20年3月に戦時特別措置で中学を卒業したが，6月に肺浸潤で帰郷し，21年3月に帰寺した．22年4月に大谷大学予科に入学した．依然，林は無口孤独であったが，予科では学友Sが唯一の親友となり，Sは試験の時は林の部屋に泊り勉強した．林は真面目に登校し，熱心に講義の範囲を勉強した．革命や学生運動には興味を持たず，魯迅の『狂人日記』，『阿Q正伝』，スタンダールの『赤と黒』を好んだ．林は予科入学ごろから虚無感と自己嫌悪を感じたと告白している．長老に対しては甚だ従順で，「長老は立派な人で尊敬している」とSに語っていた．

　母は村民としばしば悶着を起こしていた．村人には「息子は将来，金閣寺の住職になる．あの子が1人前になるまでは会わない」と言っており，実際に林が帰郷しても母は食事も出さず「出世するまで来るな．長老様に申し訳ない」と追い返していた．他の徒弟の家族はしばしば面会に来ていたが，林と母は甚だ疎遠で，予科入学後は帰郷も文通も少なく，母は戦後，鹿苑寺に来たことはなかった．

　林は金閣を好み，夜，しばしば見に行き，月夜には金閣漱清で尺八を奏した．Sには「鏡湖池の対岸よりみた雪の金閣は比いなく美しい」と語っていた．林は無口で交友の少ない平凡な学生で，碁，尺八を好み，喫煙は僅かで，酒も遊興もせず，恋愛関係もなく，成績は予科1年は83人中24番，2年は77人中35番であった．

3．放火前後

　昭和24年，予科3年1学期は林は寺の日課も毎日こなし，生活も行状にも変化は見られなかったが，学業成績は最下位となり，夏休み頃から今までにない体験が生じるようになった．具体的には，①長老に対して好感が持てなくなり，自分をよくみてくれない不平や反抗の気持ちの出現，②長老は自分だけを除け者にしようとしている，③長老の他の徒弟に対する態度と，自分に対する態度が異なり，目付きも違う，などであり，長老に対する反感や不満が生じ始めていた．そして，それらは長老が自分を変な目で見るので，自分が住職

になるのは不可能という考えに発展していく．さらに吃音はきつくなり，卑下感，劣等感は強まり，友人は少なく寺内にも心を打ち明けて話すことができる相手はいなかった．母とは相変わらず疎遠のままであった．2学期からは登校もしなくなったため，友人Sは心配して何度か登校を誘ったが，結局，僅かしか登校しなかった．Sは「この頃の林には笑いが少なくなり，荒んだ感じが強くなった」と述べている．

一方，母は村民との反目が甚だしくなり，悶着を起こしたため，留守役をしていた寺を退寺せざるを得なくなった．

林は昭和24年11月以降，全く登校しなくなり，12月には学校から長老と林に呼び出しがかかり，注意を受けている．母は12月下旬に退寺し，和裁業を営むことにしたため，長老は引越しの手伝いに行くように薦めたが，林は応じなかった．

昭和25年になり，3学期は登校せず，学年末試験も白紙で提出し，成績は最下位であったため，落第するところであったが，長老が大学の同窓生であったことから及第を許され，Sと共に本科支那語科に進級した．林は本科進級後も全く登校しなかったが，毎朝定刻に弁当持参で外出し，常に1人で映画を手当たり次第に観ていた．その費用は寺からの小遣いの他に，自分の衣類や書籍を売って作っていた．最も感銘を受けた映画は『怒涛の果て』『死の谷』『かりそめの幸福』であった．いずれもニヒルな主人公が深い苦悩や葛藤の末に悲惨な終末となる物語であった．昭和25年5月に1回だけ登校し，Sに書籍2冊と自分の最も好む金閣の雪景色の写真を与えている．

6月に長老は林の主任教授から欠席を注意されたため，同夜，林を激しく叱責し，「学校が嫌なら僧堂へ行け」と促した．その2，3日後に林は長老に「自分の気持ちは表現できない．よくわからない」と答えたため，長老は「わからないなら命令する，学校へ行け」と命じ，林に授業料を渡した．しかし，林は依然として登校せず，衣類や書籍を売り，6月17日，18日，19日の夜五番町遊郭へ行き，18日には遊郭の相手に「周囲の者が冷たい．新聞に載るようになるがいいか」と言っている．

林はこの頃の一夜に薬局でカルチモンを大量に買っている．「この頃は自分だけ死ぬつもりで，金閣を焼くという対象はなかった」「金閣を焼こうかとの

気持ちは大分前からですが（放火の）2週間位前から放火の気持ちが生じた」と述べている．小林（1960）は「自殺を具体的に決意したのはカルチモン購入の6月中旬で，金閣放火の決意はそれよりやや遅れ，6月18日のしばらく後と考えられる」と述べている．林は「金閣は美しいと思います．美しいと云うより，金閣を焼くんですから，死ぬならそこでした方が英雄的ですし，私は死ぬに当り，この美しい金閣と共に死にたかったのです」と述べ，金閣放火と自殺決意が結びついていったことが伺える．林は金閣を焼く理由として「金閣を支配しようと云う望みが果たせないと，その競争相手又はそれを選ぶ者に反感を覚え競争相手をなくすことは出来ず，長老が自分を変な眼でみているのが癪にさわり，長老には金閣の収入があずけられており，いっそのこと焼いてしまったら，そんなこともないだろうと思った」と述べている．なお，林は以前の大谷大学寄宿舎火災（放火といわれた）や前年の法隆寺火災については関心がなかったという．

この頃，母と叔父（母の弟）に「どんなことがあっても京都へ来るな，来ても面会しない．全て面白くない」という手紙を出している．

昭和25年6月30日にたまたま寺の火災報知機が故障し，7月2日に修理することとなった．林は7月1日には寺内の不動講を手伝い，講和を聞いた．午後7時には長老に灸をすえてから，徒弟達と雑談中に「僧堂へ行ったとて自分の苦悩は離れないだろう」「人間はすぐに死ねるだろうか」と言っている．

同日午後10時から林は自室で徒弟仲間の父であるT師と碁を三局無言で打ち，7月2日0時20分頃，T師が止めようと言ったので，T師を寝室に案内した後，林は自室で1時間ほど沈思した．火災報知機の故障を確かめ，自室から荷物を，木小屋から藁を運び，北戸から金閣内部に入れ，足利義満像前に置き，点火した．林は予定通り金閣楼上で焼死しようとしたが，二層入口の施錠のために昇れず，外に出て鏡湖池畔で燃えるのを見，背後の左大文字山に登り，金閣炎上を見つつカルチモンをのみ，小刀で身体をつき，昏睡した．当時は弱い雨が降っており，風は殆どなく，寺では炎上に全く気付かず，3時頃に消防署で発見して駆けつけてから知ったほどであり，金閣は全焼した．林は2日夕刻に左大文字山麓で逮捕された．

7月3日，林は警察で「国宝を焼いて悪いとは思わない．国宝など無意味な

ことだ」「長老にしばしば叱られたが原因は自分にあり，恨むところではない．母親が来たそうだが，愛情を感じない．自分の迷惑がかかるなら母との縁を切って貰いたい」「これらの考えは自分の主観に基づくもので，到底人にわかるように表現出来ない」と述べている．金閣放火と聞くや，母と親友Sは林の放火と直観し，母は直ちに上洛したが，3日夕刻帰郷の途中，汽車から保津峡に投身自殺した．

　7月24日第1回公判で，起訴状に放火及び自殺の動機として挙げた「自己嫌悪，美に対する嫉妬，美しい金閣と共に死にたかったこと，社会に対する反感，放火に対する社会の批判をきいてみたいと云う好奇心」に対し，林は「起訴事実はそのとおり．動機については本当と云えば本当，本当でないと云えば本当でない」と答えた．弁護人の精神鑑定請求が許可されると，林は「自分は気狂ではないから精神鑑定の必要はない」と述べている．精神鑑定は8月から10月にかけて6回にわたり拘置所で行われ，結論として「犯行当時及びその前後に於ける精神状態は平生と大差なく，軽度ではあるが性格異常を呈し，分裂病質と診断すべき状態であったと推定される．本犯行は同症の部分現象たる病的優越観念に発するものである」とされた．かつ「身体的には肥満型で栄養可良，筋骨発達中程度，著明な吃音があり，その他に特記する異常を認めない．心的には意識清明で精神機能に一見して甚だしい異常なき如くであるが，感情変化殊に犯行に関する同義的情操の不完全，言語不活発，意志自発性の欠如，性格偏奇，排斥されるとの内容の優越観念などがある」と指摘されている．

　心理検査はヤーキス氏成人智能検査で78点[i]，ウェクスラー・ベルヴュー氏法でIQ116[ii]，淡路―岡部氏向性検査指数で72[iii]である．ロールシャッハ検査はクロッパー的解釈をすると「素質に比して知的効率の低下即ち思考の常同性，情緒の動き乏しく，人格統合わるく心的内界が空虚である．対人的共感性や社会性の喪失，自我の制御の困難，内的自我統制困難がみられ，全般的に自発性，生産性が失われている」との結果が出ている．12月6日第2回公判[iv]では「母の死については何も云えない」「どんな刑罰をうけてもかまわないという心境です」と述べている．しかし，翌日7日には林は鑑定人に宛てて礼状と共に「私のやった行為に映画の影響はなかったでしょうか．――中略――自分の精神病質症状は先天的なものでしょうか．又なおるものでしょうか．私の母親もそうでし

ょう．――中略――責任を負って刑務所なんかに行くのは嫌です．又持つべきかも知れませんが，責任観念を持つことができません．精神病院へやってください」と手紙を書き送っている．

12月28日判決では，弁護人の主張する心神耗弱については，精神鑑定に基づいて之を認めず懲役7年が言い渡され，林は控訴しなかった．後に恩赦で5年3カ月に減刑された．昭和26年1月上旬，林は長老宛に謝罪文と共に「絶対に永久に忘れられ得ない許され得ない罪です．自分と云うものを一寸真面目に考察したとき苦悩の因って起る所を考えたとき実に恐ろしいです」との手紙を送っている．

4．受刑，入院，終焉

昭和26年1月18日，林は加古川刑務所に入った．2月末から異常状態のため，しばしば夜間独居拘禁をうけ，4月からは土木作業に出たが，この頃から毎晩誰かに精液を吸い取られるとの体感幻覚や被害妄想が始まった．27年4月頃から手紙は支離滅裂で怪奇な表現が多く，「地獄に落ちる」「私の血は何色か」「住する所がない」などの危機的体験が記され，6月から肺結核のため休養となった．

昭和28年3月12日に林は精神障害兼肺結核のために八王子医療刑務所に移送された．症状は拒食，緘黙，幻聴，被害妄想，被毒妄想，感情鈍麻が主で，独語，啼泣，衝動的行為があった．肺結核および分裂病として治療をうけたが，共に進行し，昭和30年10月に京都刑務所に移動し，10月30日満期釈放後，直ちに京都府立洛南病院に措置入院となった．入院時は拒絶症が甚だしく，閉眼緘黙していたが，医師がここは病院であることを説明すると，約10日後には拒絶症は消失し，摂食や掃除は自らするようになった．顔貌は仮面様で幻聴，被害妄想，被影響妄想，作為体験が盛んだった．病室で端座し，独語しており，幻聴が聞えてくると般若心経を読むということであった．そして「先生，仏を殺し師を殺す，と云うのがどうしても解決出来ませんでした」と言った．昭和31年2月中旬から肺結核が悪化し，全身状態が不良になったが，幻覚，妄想，作為体験を拒否するようになり，3月7日午前11時10分に死亡した．

なお，福島[2]（1973）は，この事件の前年，昭和24年には吉田内閣が成立し，

政治はドッジ・ラインに示される対米従属と軍事化へと急速に転回し，下山事件，三鷹事件，松川事件などが相次いで起こり，朝鮮戦争の勃発は事件の8日前のことであったことなど，これらの社会的緊張が分裂病初期あるいは前駆期の行為者の内的緊張に影響しなかったとはいえないと述べている．

3　林の精神内奥に対する考察

　林は因襲的な僻地の小寺に生まれ，独り子として成長した．父は病弱で消極的であり，母は勝気で攻撃的で，両親は調和しなかった．父が44歳で死亡後，母は度々村民と対立し，孤立していく．林は中学時代は父方伯父の家に預けられ，伯父夫婦から慈愛に満ちた養育を受け，特別変わった様子も見られずに過ごしていた．一方，4歳頃から始まった吃音は林を生涯に亘って煩わせたが，学齢期においては級友たちから吃音を揶揄され，からかわれ，悲痛な思いを重ねてきた．ことばを発そうとしても，最初の一音がなかなか出てこない焦りと苛立ち，羞恥は林を苦しめ続けた．三島（1960）は『金閣寺』の中に吃音について以下のように記している[7]．

> 吃りは，いうまでもなく，私と外界とのあいだに1つの障碍を置いた．最初の音がうまく出ない．その最初の音が，私の内界と外界との間の扉の鍵のようなものであるのに，鍵がうまくあいたためしがない．一般の人は，自由に言葉をあやつることによって，内界と外界との間の戸をあけっぱなしにして，風とおしをよくしておくことができるのに，私にはそれがどうしてもできない．鍵が錆びついてしまっているのである．――中略――私が手間をかけてやっと外界に達してみても，いつもそこには，瞬間に変色し，ずれてしまった，そうしてそれだけが私にふさわしく思われる，鮮度の落ちた現実，半ば腐臭を放つ現実が，横たわっているばかりであった．

　三島は『金閣寺』を林の1人称独白の文体で執筆している．吃音についての下りで「私の内界と外界との間の扉の鍵がうまくあいたためしがない」と表現しているが，言葉は自分の感情や思考を他者に伝える日常生活で必要不可欠な要素である．この扉の鍵が上手く開かない苛立ちと苦痛はいかばかりであろ

うか．吃音の場合，言葉は本人が発しようとする正にその時から数秒遅れて紡がれるのであるが，その数秒の遅れが，「半ば腐臭を放つ現実」へと突入してしまうのである．それは単に数秒の遅れにとどまらない，決定的な心理的間隙を話者と他者との間に横たわらせてしまう．吃音者にあっては「ことばは常に遅れて」もたらされ，言葉が到来した時には他者の心は立ち去っているのである．林は幼少時においては普通のこどもであったと思われるが，吃音は強い劣等感と自己卑下を増殖させていったと思われる．小林（1960）[4]は「幼時より悩んだ吃音は，人々の嘲笑と不遇な成育状況とあいまって，劣等感，卑下感を生じ，それと共に特に母の特異な性格が強く影響しており，内向的，依存的で且つ隠された攻撃性が著しく，人格の自主性が充分でなかった」と考察している．小林や三浦の文献によると林の吃音は4歳頃から出現したと記されている．林が4歳時に父は35歳，母は33歳頃であり，父の結核が悪化しつつあった時期であったと推定される．父は病床に臥せりがちであり，寺の住職としての役割も充分には果たせず，村人から軽視されていたという．経済的にも困窮し，元来，勝気であった母は夫の病臥と経済的困窮，村人たちとの齟齬にますます片意地で偏狭な性格を強め，それが林の養育にも影響を及ぼしたと推察される．両親の不和や世間体のなさを幼い林も感得した故に，子ども心に「言いたいことを自由に言えない」状況が「吃音」という形で出来したのではないだろうか．

　林は吃音を度々からかわれ，揶揄されるために深く傷つき，引っ込み思案となり，他者との交流に対して尻込みし，避ける傾向が自然と身についてしまったと思われる．幼い頃より親しく心を分かち合う友達はおらず，寡黙で孤独であった．大学ではＳという唯一の友人を得ることができたが，林が自分の心の内を信頼し全て吐露できる相手は生涯に1人もいなかったのではないだろうか．

　三島の『金閣寺』には，林が予科に通学するに伴い，柏木という生まれつきの内飜足の級友が登場する．柏木は自分の内飜足に強い劣等感を抱くと同時に「不具者ゆえの選ばれし者」という強烈な自己意識を開陳する．そして内飜足を顕示し，弱者である自分を誇示することにより，美しい女達を手玉にとっていく．三島は「何か拭いがたい負け目を持った少年が，自分はひそかに選ばれた者だ，と考えるのは，当然ではあるまいか．この世のどこかに，まだ私自身の知らない使命が私を待っているような気がしていた」と林に語らせている．

林は吃音によって劣等感に苛まれたが，それ故にこそ林の内奥にも「吃音ゆえの選ばれし自分」という意識が強烈に育っていったのではないだろうか．吃音があり皆から揶揄され劣等感の塊であるところの醜悪極まりない自分．一方，「鏡湖池の対岸よりみた雪の金閣は比いなく美しい」と友人Sに語ったように，林にとって金閣は至高の美そのものであった．醜悪と比類なき美．対峙するこの2つは決して対極に位置するだけでは終わらない．聖と俗，聖とケガレが融合し分有しあうように，醜悪と至高美は統合されていき，金閣の美と自分が同一となり，ついに金閣を永劫に所有するために灰燼に帰すという行為にまで発展したのではなかったか．あるいは「火」は浄化の作用をもたらすと言われている．故に自分と同一視した金閣に火を放つことは，自らを浄化し，聖化するに等しいと考えたのであろうか．

　林の精神鑑定人である三浦百重は昭和25年12月に「分裂病質．完全責任能力あり」[8]と鑑定結果を出している．一方，受刑後に洛南病院に措置入院した後の主治医である小林は，「昭和24年夏ごろを境として，明らかに人格様態の変化が見られ，全体として，また結果からみて，病的過程の介入を想定すべきである．そして，その被排斥体験を妄想の萌芽とするのが妥当であろう．林は少なくとも，体感幻覚や被害妄想のみられる昭和26年春には分裂病であることは確実で，その病型はほぼ破瓜病に属するが，発病はさらに遡り，上記の昭和24年夏頃と考えられる．かくの如く，林の精神病は拘禁前に始まると考えられ，拘禁後に激化しているが，長期にわたり進行性の典型的の分裂病像を示し，且つ釈放後一般精神病院に於いても，拒絶症の軽減を除いては，病像に何ら変化がない」と述べている．鑑定人の三浦と主治医である小林の見解が正面から対立していることは非常に興味深いことである．しかし鑑定の是非を論じることには殆ど意味がないだろう．むしろ，人間が見せる様々な側面，生の軌跡というものは，「鑑定」という物差しを遥かに凌駕し，厳然とあるということに心を致すことが大切なのではないだろうか．

　幼い頃から吃音ゆえに人間関係を取り結ぶことが疎であり，それは長じるに従い，ますます対人関係から退却し，自分の心の世界のみに林の生は閉じられていったように思われる．吃音故に友人もほとんどなく，ましてや恋愛関係を取り結べる相手を求めることからも身を引いていたのではないだろうか．金閣

放火の10日程前に3晩続けて五番町にある楼閣に赴いたことは微笑ましくもある．彼もその青年という年頃相応に，女人に自分の心と身体を預けてみたいと希っていたのだろうか．そして，もし，女人との心の結びつきを営むことができていたなら，金閣に手をかける必要はなかったのであろうか．

　村上（1997）は「「火」は宇宙の中心から外れる方向に自ら運動する傾向がある[9]」と述べているが，林も人間世界の中心へと向かうことはできず，中心から外れる方向，疎隔化へと自らを駆り立てていったとも考えられる．林自身のあり方が，「中心から外れる方向に自ら運動する「火」」そのものであったのかも知れない．そしてそれは金閣放火という展開に結びついていったのだろうか．

　三島（1960）は金閣放火直前の林の心境を以下のように描写している．

　　洛中洛外の古い寺々が，維新以後めったに焼かれなくなったのは，こういう教養の賜物だった．たまさかの失火はあっても，火は寸断され，細分され，管理されるにいたった．それまでは決してそうではなかった．知恩院は永享3年に炎上し，その後何度となく火を蒙った．南禅寺は明徳4年に本寺の仏殿，法堂，金剛殿，大雲殿などが炎上した．延暦寺は元亀2年に灰燼に帰した．建仁時は天文21年に兵火に罹った．三十三間堂は建長元年に焼亡した．本能寺は天正10年の兵火に焼かれた．……そのころ火は火とお互いに親しかった．火はこのように細分され，おとしめられず，いつも火は別の火と手を結び，無数の火を糾合することができた．人間もおそらくそうであった．火はどこにいても別の火を呼ぶことができ，その声はすぐに届いた．寺々の炎上が失火や類火や兵火によるものばかりで，放火の記録が残されていないのも，たとえ私のような男が古い或る時代にいたとしても，彼はただ息をひそめ身を隠して待っていればよかったからなのだ．寺々はいつの日か必ず焼けた．火は豊富で，放恣であった．待ってさえいれば，隙をうかがっていた火が必ず蜂起して，火と火は手を携え，仕遂げるべきことを仕遂げた．金閣は実に稀な偶然によって，火を免れたにすぎなかった．火は自然に起り，滅亡と否定は常態であり，建てられた伽藍は必ず焼かれ，仏教的原理と法則は厳密に地上を支配していた．たとえ放火であっても，それはあまりにも自然に火の諸力に訴えたので，歴史家は誰

もそれを放火だとは思わなかったのであろう．そのころ地上は不安だった．昭和25年の今も地上の不安はそれに劣るものではなかった．かつて寺々が不安によって焼かれたのだとしたら，どうして今金閣が焼かれないでよい筈があろうか？[7)]

　明治維新後，火は人間によって制圧され，維新前のような猛威を振うことはなくなったという．以前は「いつも火は別の火と手を結び，無数の火を糾合することができた」のである．そこには人間のコントロールを超えた「火」のエネルギーが満ち溢れていた．林は分裂病のみならず肺結核が悪化し，26歳11カ月でその生を閉じた．父も肺結核のため44歳で没しているが，父子ともに同じ病で逝ったことも単なる偶然では片付けられないものがあるように思われる．先にも述べたが，東洋医学では臓器と感情を対応させる思想がるが，「肺」には「悲しみ」が対応するという．父も林も深い「悲しみ」を抱いてこの世を去ったことに違いはないだろう．

　林の肺結核が悪化していった際，主治医の小林に「先生，仏を殺し師を殺す，と云うのがどうしても解決出来ませんでした」と言い残している．「仏を殺し師を殺す」というのは臨済録示衆の著明な章の一節である．

　　裏に向ひ外に向って逢着せば便ち殺せ．仏に遭うては仏を殺し，祖に遭うては祖を殺し，羅漢に遭うては羅漢を殺し，父母に遭うては父母を殺し，親眷に遭うては親眷を殺して，始めて解脱を得ん．物と拘はらず透脱自在なり．

　禅の公案は難解であり，その意味するところを通常の常識や次元で捉えることはできないと思われる．この公案の真意は筆者などには分かる術もないが，一般的な常識，秩序を超えること，そのことに眼が啓かれることにより，逢着や執着から解放されるという意味ではないだろうか．出会い，執着の対象が自分の内面にあるかも知れないし，外界にあるかも知れない．しかし，どちらにせよ，出会うもの，執着を来たすものから身を隔てること，さらにはそれらを超絶することを意味していると思われる．故に仏であれ，祖であれ，羅漢であれ，父母であれ，親眷であれ，一切の出会いを断じることにより，解脱が得ら

れるということではないか．人間にとって仏も祖も羅漢も父母も親眷も皆，大きく大切な存在である．それを「殺せ」と公案は云う．それでは「殺す」とはどのような意味か．林は自分がこの世で逢着した至高にして美の極地である「金閣」を「放火」という手段で文字通り，殺そうとしたのか．放火により金閣は灰燼と帰し，この世からその姿を消滅せしめた．しかし，それ故に金閣の美はもはや「燃やされ得ない」「殺し得ない」存在として益々林の心に君臨したのではないか．「無」に帰したがために，いよいよ手の届かない対象として林の心を凌駕したのではないだろうか．林は一般図式的に文字通り「殺せ」＝「放火」と解釈し実行したのではないかとも思われる．さらに言えば，禅の公案をはじめとする解のない問いに頭を突っ込むこと，「人間はどこから来てどこへ行くのか」という思想に取り付かれる先には狂気が口をぱっくりと開けて待ち受けているのではないか．解のない問いに対峙する際，人はその覚悟を決めねばならない．吃音は林にとって不条理そのものだった．その不条理への問いを林は「金閣放火」という遣り方で世間に突きつけたとも思われる．しかし，林が突きつけた問いの先には，「解」は用意されていなかった．待ち受けていたのは，皮相的には分裂病発症であり，肺結核発症であり，死であった．ただ，それを誰も愚かなこととは言えないだろう．「林」はとりもなおさず，私たち１人ひとりの心に棲む「苦悩」であり「根源的問い」の具現者そのものなのだから．

　小林[4]（1960）は「即ち金閣は林にとって，聖美なるものとして最も愛好すると共に，妄想的とは云え住職となって支配することの出来ない憎悪の対象であり，林の母の愛への憧憬と母に対する憎悪の関係に似ている．それ故に金閣は母の代償的象徴でもあり，従って放火自殺には，金閣と自己の壊滅により，この両価性の矛盾，苦悩を否定的に解決しようとする意味が考えられる」と述べている．そして「単なる否定，肯定を絶した『殺仏殺祖（臨済録）』を解決出来なかったとの告白は，かかる壊滅，単なる否定に進まざるを得なかった林の疾患と運命を示唆しており，興味深い」と記している．田中[12]（1980）は「彼の犯行は，彼に何ら利得をもたらさず，彼自身の生存の支柱である神聖な憧憬の対象の破壊に帰着するがゆえに，一層過激な否定的性格を帯びている．金閣の神聖な力の猛威は，これに対する攻撃と破壊行為によってのみ，最高潮に昂ま

る.すなわち,物のうちに封じこめられ,凋落し,世俗にまみれた神聖は,因習と既製の秩序から解き放たれ,炎とともに彼の存在の意味を隈なく照らし出し,盛大に天にかえるのである」と述べている.小林は金閣と母に対する両価感情の解決を放火に求めたのではないかと捉え,田中は放火によって「物のうちに封じこめられ,凋落し,世俗にまみれた神聖」であるところの金閣は因習と既製の秩序から解き放たれたと解釈した.林は「放火」という現世での大罪を犯すことにより,自らと共に「囚われの金閣」をも天に飛翔させたのだろうか.

金閣放火事件の当時,小林秀雄(1969)は犯人の狂気の形成について「狂人は間違って考へるのではない,寧ろ正しい考へに閉ぢこめられて身動きが出来ないのである.それ自体では正しいが,全く無益な無効な推論を頑固に取って動かぬから,目を醒ます機はないのだし,欲するままに病を重くすることができる」[3]と述べている.小林は文芸評論家であるが,「狂気」とは「寧ろ正しい考へに閉ぢこめられて身動きが出来ない」こと,という視座は人間の内奥に深く切り込んだ見識であると思われる.

おわりに

消失した金閣は昭和30年に再建された.洛南病院入院中の林に,主治医である小林が再建された金閣の写真をみたいか,と問うたところ,林は「どうでもよい,無意味なことだ」と断ったという.林の一生を支配し,また狂わしめた金閣は,林にとって「再建」され得るものではなかったのかも知れない.再建された金閣は消失前と同一の姿で私たちの前に佇んでいる.しかし,焼けてしまった「金閣」は現世とは異なる次元で,その美をいよいよ誇っているのではないだろうか.

□注
ⅰ)ヤーキス氏点数式成人智能検査法は一般智能の把握のために施行された.林は100点満点中78点であり,同年齢の健康成人男子の平均は87点(最低71点,最高95

点）であるため，不良であるといわねばならないが，その原因は主として記銘の不完に基づく，と三浦は述べている．

ii）南氏等翻案ウェクスラー・ベルヴュー知能診断法を施行したところ，言語テストIQ119点（得点74），動作テストIQ113（得点60），総得点によるIQ116（得点134）であった．三浦はこのIQ結果を南氏等の本邦人における基準と照合すると，優秀なものではないが，「平均知」の上位を占め，知能に欠陥なきを示していると述べている．尚，ヤーキス氏点数式成人智能検査法および，南氏等翻案ウェクスラー・ベルヴュー知能診断法の結果が一致しないのは，前者が先天性禀賦に重きを置く検査法であるため，可及的に知識を除外する傾向があるのに対し，後者は常識問題のごとき知識をも含めての検査であるからだと解説している．

iii）淡路─岡部氏の向性検査テストの結果は外向点18，無応答0，向性指数72であり，明らかに内向性であるが，病的範囲（指数60以下）には至っていないと三浦は解説している．

iv）ロールシャッハの検査結果は以下の通りである．答総数18，全体反応8，部分反応9，小部分反応2，形態反応13，色彩反応3，形態色彩反応1，運動反応1，動物（運動）反応9である．動物部分4，地図1，物体1，自然3，新規反応44％，動物反応72％，良好形態反応69％，把握型G__D_Dd，継起 離緩的，体験型B：(3Fb+1FFb)＝1：5である．三浦は，答総数は著明に減少し，良好形態反応は尋常の範囲であるが，動物反応の率の増加は精神分裂病に見る所と近く，体験型は情緒の軽動性を示した，と解説している．

❑引用文献

1）Eckharts, M.: *Die deutschen Werke*, Fünfter Band: Meister Eckharts Traktate, Herausgegeben von Josef Quint, Stuttgart, Kohlhammer 1857, (1954-63) 川崎幸夫訳：M・エックハルト：エックハルト論述集．創文社，東京，1991.
2）福島章：金閣放火事件 解説 内村祐之・吉益修夫監修 『日本の精神鑑定』みすず書房，東京，pp. 307-313. 1973.
3）小林秀雄：金閣焼亡 現代日本文學体系 小林秀雄集 筑摩書房，東京，1969.
4）小林淳鏡：金閣放火僧の病誌．犯罪学雑誌26(4) pp. 126-134. 1960.
5）松田真理子：統合失調症者のヌミノース体験──臨床心理学的アプローチ．創元社，大阪，p. 163. 2006.
6）松本克彦：漢方一貫堂の世界．自然社，東京，p. 285. 1983.
7）三島由紀夫：金閣寺．新潮社〈新潮文庫〉，東京，p. 7, pp. 260-261. 1960.
8）三浦百重：放火兼国宝保存法違反事件被告人林養賢精神状態鑑定書 1950，内村祐之・吉益修夫監修『日本の精神鑑定』みすず書房，東京，pp. 313-350. 1973.
9）村上陽一郎：宇宙像の変遷．講談社，東京，p. 50. 1969.
10）Pascal, B.: *Pensées et Opuscules de Blaise Pascal, avec une introduction, des notices, et des noted* par Léon Brunschivicg, Hachette. 1670. 由木康訳：B・パ

スカル：パンセ　イデー選書　パスカル．白水社，東京，p. 34．1990．
11) 白川静：字訓．平凡社，東京，p. 636．1995．
12) 田中美代子：鑑賞　日本現代文学　第23巻　三島由紀夫　角川書店，東京，p. 142．1980．
13) 内海健：「分裂病」の消滅——精神病理学を超えて．青土社，東京，p. 11．2003．

第13章　マリアとブラックマリア
──処女性と大地母神──

はじめに

　洋の東西を問わず，聖母マリアほど人々に知られている女性はいないだろう．筆者は臨床場面において，女性クライアントから「マリア様のようになりたい」という言葉を聞くことがある．彼女たちが目指すマリアとは「清らかで美しい穢れなき女性」「完全な女性」を意味している場合が多い．しかし，生身の人間に完全性を求めることは無理なことであり，大きな歪みを生じるように思う．それにもかかわらず，理想の女性像としてのマリアのイメージは世界規模で絶大な影響力を持ち続け，我々に何かを語りかけてくる．本章ではマリアとブラックマリアについて処女性と生殖性・大地母神の観点から検討し，マリアから生殖を排除し処女性を求め，ギリシャ・オリエント世界の大地母神の系譜をブラックマリアに集積させていったキリスト教世界における深層心理を考察していく．そして臨床現場で出会う臨床像の把握につながる視座を検討する．

1　マリアの生涯

　新約聖書の中にマリアについての記述はあまりない．聖書の中でイエスとマリアについて記述があるのはマルコ・マタイ・ルカ・ヨハネによる4つの福音書であるが，古いテキストほどマリアについての記述が少ない．福音書の中で最も古いとされている『マルコ伝』では，マリアは自分の息子が何者であるかをよく理解していなかったような存在として描かれている．次の『マタイ伝』では処女受胎についてのコメントが出てくる．『ルカ伝』は最も多くマリアについて言及しており，マリアは「恩寵に満ちた」存在とされ，特別な人間として描かれている．最も時代が新しい『ヨハネ伝』では，マリアは「カナの

婚礼」のエピソードでイエスが水をワインに変える最初の奇跡を行うことを指図した形になっており，イエスの受難にも立ち会っている．このように福音書が書かれた時代と共にマリアの位置付けが上がっていっていることを読み取ることができる．

1．聖書外典のマリア

外典(がいてん)とは，聖書の聖典に加えられなかった文書のことを云う．マリアに関する記述が少ないにも拘わらず，マリアがキリスト教において最も著名な存在になったのは，正典における資料の乏しさが，人々の想像力に大きな余地を残したからであると竹下（1998）は指摘している[13]．新約聖書に組み入れられたテキスト以外に，同時期に成立していたものとして『ヤコブ原福音書』『偽トマス福音書』『偽マタイ福音書』『マリア誕生箏』などの聖書外典がある．キリスト教はその歴史を通じ，正典には言及の少ないマリアとその周辺に，系図や説話を盛り込み，つじつまがあるように工夫を続けてきた．

2．マリアの誕生

マリアの父ヨアキムは非常に裕福であったが，子どもに恵まれないことにより共同体成員としては一人前として扱われていないことを嘆いていた．彼はイスラエル族長のアブラハムが晩年にようやく正妻サラとの間に息子イサクを得た故事にちなみ，荒野に赴き40日40夜の断食を行った．ヨアキムの妻アンナが不妊を嘆いていると，天使が現れ，子どもを授かることが伝えられる．その後，9カ月目に女の子が生まれ，マリアと名付けられた．「マリア」とはヘブライ語で「海の一滴の水」「女見神者（預言者）」という意味である．マリアが3歳になった時，両親は神殿に連れて行き，それ以降，マリアは神殿の中で祭司により穢れなく育てられた．

3．マリアの結婚と処女懐胎

マリアは神殿で身も心も清いまま育ち，12歳になった時，ベツレヘムで大工をしていたヨセフが神の徴(しるし)によってマリアの結婚相手として選ばれた．マリアが14歳になった時，大天使ガブリエルがマリアのもとにやってきてマリアに

受胎告知をした．最初，マリアは畏れたが，聖霊によって身籠もることを聞き，それを受け容れた．しかし，マリアは許嫁のヨセフの留守中に自分の理解を超えたことが起こった不安はぬぐえず，高齢で懐妊した親戚のエリザベツを訪問するためにナザレから遠いユダの町に赴いた．マリアは己の身におこったことに対し，畏れ閉じこもるのではなく，外へ向かう柔軟性と強さを持ち合わせていた．

4．イエスの誕生

マリアが臨月に入ったころ，アウグスティヌス皇帝から人口調査の布令が出たため，全ての人は自分の出生地で戸籍登録をせねばならなかった．夫ヨセフはダヴィデ王の家系であったのでナザレを出てベツレヘムへマリアを伴い，向かった．その間，マリアは産気づき，馬小屋でイエスを生んだ．この馬小屋には天使にイエス誕生を告げられた東方の三博士が黄金・乳香・没薬を持って祝福にやってきた．しかし，東方の三博士からイエスが生まれたことを聞いたヘロデ王はベツレヘムとその周辺にいた2歳以下の男の子全てを殺す命令を出したため，ヨセフはイエスとマリアを連れてエジプトに逃避行した．エジプトに1年ほど滞在した後，ヘロデ王が死んだことを知り，一家は再びナザレに戻った．

5．イエスの布教活動と死

イエスが本格的な布教活動に入る直前かほんの初期のころに，マリアはカナの婚礼の場面で姿を現す．マリアやイエス，その弟子達はガリラヤのカナで開かれた婚礼の宴に招かれたが，客をもてなす葡萄酒が途中でなくなったため，イエスは壺の中の水を葡萄酒に変えるという最初の奇跡を起こす．イエスは数年の布教活動の間に，らい病や長血で苦しんでいた人々の病を治し，盲の目を啓き，足萎えを立たせ，悪霊にとりつかれた人々から悪霊を祓うなどの多くの奇跡を現し，人は神への信仰によって救われると説いた．イエスはユダヤ教の選民思想や律法にしばられた形式主義を批判し，愛と神のもとの平等を説いて多くの支持者を集めたため，体制ユダヤ教にとって革命的危険分子とみなされ，ゴルゴタの丘でローマ式の極刑である十字架刑に処せられた．マリアにとって，

全ての人間の罪を贖うために我が子が十字架刑に処せられたことは耐え難い苦しみであった．

6．マリアの死と戴冠

イエスは死後3日目に復活し，昇天した．その後，使徒たちは福音を伝えに各地に散っていった．エピファニウスによれば，マリアはイエスの昇天の後24年間，生き続けた．受胎告知が14歳，イエスを産んだのが15歳，イエスと共に33年生きたとし，72歳で死んだという．マリア臨終の時，イエスが天使たちをともない天からやってきて，肉体も魂も共に天に上げられたマリアは，息子の右の栄光の玉座に座らされた．そしてマリアはイエスによって祝福され，冠を授けられた．マリア戴冠の意義はその祝祭性にあり，人生の辛酸を全て受け容れ耐えたマリアが死後に中世キリスト教世界での権力の象徴である女王の座に戴冠をもって上げられたというイメージは人々に大きな影響を与えた．

2　マリアの教義の変遷

キリスト教諸派の中でマリア信仰を教義化してきたのは，主にローマ・カトリック教会である．マリアは神の子キリストを処女懐胎で授かったとされ，父と子と聖霊の三位一体説の傍らにありながら，世界中の人々から信仰の対象とされてきた．そしてマリア信仰の教義は時代を経るごとに変遷してきた．

1．第1の教義

第1の教義は431年の小アジア・エフェソス公会議でマリアを「神の母＝テオトコス（Theotokos）」としたものである．当時，エフェソスは古代地中海世界における大都市の1つであり，女神アルテミス信仰の本拠地であった．聖母マリアはアルテミスに置き換えられ，マリアは絶対崇拝の対象となった．キリスト教は聖母マリアのイメージをアルテミスに置き換えることで布教に成功した．

2．第2の教義

　第2の教義は649年のラテラノの公会議における「マリアの処女性」に関するものである．それは女性の「大地性」「闇」の側面を封印することをも意味した．マリアは「母である」と同時に「処女」であるという相反する要素を背負わされ，キリスト教における純潔のシンボルとなった．キリストが「処女マリアから生まれた」と書かれた最も古い記録は2世紀末の『使徒たちの徴し』という文書だと言われている．聖書に「処女」の言葉が入ったのは，紀元前2世紀に『七十人訳聖書』が生まれた時であるという．それまでのヘブライ語の旧約聖書テキストをユダヤ人がギリシャ語に翻訳する際に，ヘブライ語の「almah＝若い女性」がギリシャ語の「parthenos＝処女」と訳された．それは『イザヤ書（7-14）』の「見よ，おとめがみごもって男の子を産む」という箇所であり，福音書作者のマタイが「メシアは処女から生まれる」と記し，イエスの誕生をユダヤの伝統に組み入れながら，超常的意味づけを付加した．

　マリアは「母」にして「処女」であるとされたが，この概念は新しいものではない．竹下（1998）[13]は紀元前6000年のシュメール文化では，雨の神エンキに対して配された地の母神ニンシキルラは常に処女であり，かつ全ての神々の母であったことを指摘している．ニンシキルラは後にバビロニアとアッカドの文化の中で女神イシュタールに，ウル文明では女神イナンナに変化した．さらに竹下は紀元前3000年のエジプトではファラオを産んだ母親は「処女」と呼ばれたことも指摘している．

　中世後期からルネサンスにかけて民間レベルでは必ずしもマリアの処女性が信じられていたわけではなく，13-16世紀の異端審問ではマリアの処女性を疑う言葉や行為はしばしば弾劾された．竹下（1998）[13]は精神分析的には「処女受胎」の幻想は人々のトラウマによると述べている．子どもが両親の性行為を目撃した際，そこに動物的なものやサディズム，暴力を見てしまう．一方，子どもの想像力の世界では母は清らかで完全な存在であり，処女である母から生まれることを無意識的に望む故に，「マリアの処女性」は人間の実存にかかわる緊張をはらむと竹下は述べている．

　一方，「処女」とは肉体的に無垢である，という意味だけではなく，「誰の所有物でもない」という意味がある．性的体験があったとしても，どの男性にも

属さないあり方を貫いている場合，その女性は「処女」なのである．

3．第3の教義

第3の教義は1854年にピウス9世が宣言した「無原罪受胎（Immaculata Conceptio）」の教義であり，マリアが原罪なくしてその母アンナの胎に宿ったとするものである．それは，マリアの処女懐胎を指すものではなく，母アンナが欲情なしにマリアを宿したことを意味する．これは本来，「神の母」が普通の人間であってはおかしいという，初期教父たちによる神学的思弁から生まれた抽象的なものであり，原罪は生殖に関係し，受胎の瞬間に受け継がれるものであるから，マリアは無原罪の受胎によって生まれる必要があった．しかし，この教義自体が異端のカテゴリーに入れられた時代もあり，宗教改革を経てカトリックの脱迷信化がはかられた際，1644年のローマ異端審問条例では「無原罪受胎」という言葉の入った全ての文書の没収を命じた．しかし，ヨーロッパのカトリックが19世紀に非宗教主義の攻撃の的になった際，反動的にマリア神格化に傾き，1854年のピウス9世の宣言となった．

4．第4の教義

第4の教義は1950年にピウス12世が宣言した「マリア被昇天」の教義であり，この教義のもとになった聖書外典が成立した背景には2世紀のグノーシス主義があると言われている．神が人を救うために送る賢者（智慧＝ソフィア（SOPHIA）は，死後に神のもとにもどって他の魂を導く役割を果たすが，このソフィアがイエスにではなく，マリアに結びついたとされる．1950年にこの教義の根拠となった理由として竹下（1998）[13]は，①マリアがその従順によりイブが犯した罪を贖ったことの確認，②イエスがその「実」であるマリアの肉体を腐らせるのは好ましくないという判断，③イエスが天から人間界に降りてきたことに対し，マリアが人間界から天へ上げられるという対称性互換性の認識，④マリアの女性としての華やかさ，を挙げている．

3　黒いマリア

　マリア像の中には「黒い処女・ブラックマリア」と呼ばれるマリアがあり，それらのマリア像はヨーロッパ各地で巡礼の対象となっている．ブラックマリアはオリエント起源の暗い色の木製のものが多く，11世紀から12世紀にかけてベネディクトゥス修道会が中心となり，広めたと言われている．褐色の肌は中世にはまだ根強かったギリシャの女神アルテミスや豊饒と生殖のキュベレ神などへの信仰をマリアに振り向ける役割を果たした．聖母マリアが徹底した処女性を担わされた故に，排除された生殖性や穢れはブラックマリアが担うことでマリアとブラックマリアは相補関係にある．

1．黒いマリアの分布図

　ベッグ[2] (Begg, E.) (1985) によると，黒いマリアの木彫像はヨーロッパ全土に分布し，その数は460体を優に超えるという．特に集中的に多いのは，現在のフランス領南部地域のガリア地方で200体以上が確認されているという．広い意味でのガリアは現在の北イタリア，フランス，ベルギー全域，オランダ，ドイツ，スイスの一部を含む広大な地域であり，「ケルトの地」と呼ばれ，ピレネー山脈，地中海，アルプス山脈，ライン川によって囲まれた大森林地帯であった．

　サイヤン[10] (Saillens, E.) (1945) の作成したフランスにおける黒いマリアの分布図（図13-1）では，黒いマリアは主としてピレネー山脈東部から中央山岳地帯のオーヴェルニュ州，プロヴァンス地方の山間部の3カ所に集中的に分布している．黒いマリア像は大部分が12世紀後半以降のロマネスク時代のものとみられ，こられの地方に自生するナシ，リンゴ，オリーブ，樫の木などで制作され，大きさも形態も一様で高さ50-80センチメートルほどの小さな木彫像である．黒いマリアは膝の上に幼児キリストを抱きかかえ，簡素な台座の上に正面を向いて座り，幼児を支える手が異様に大きく，幼児の顔は異様に大人びた顔をしている．聖母も幼児も黒い．黒い聖母像がローマ・カトリック教会の弾圧や宗教改革，聖画像禁止運動の嵐をくぐり抜けてきた理由として山形[17]

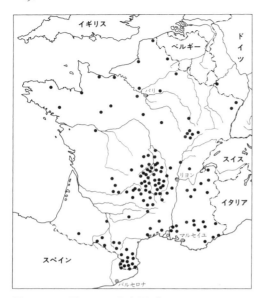

図 13-1 黒マリア分布図（エミール・サイヤン『フランスの黒マリア』による）

出所）田中仁彦：黒マリアの謎. 岩波書店，東京，p. 4. 1993.

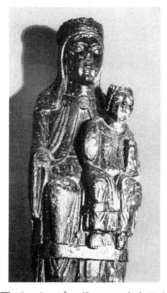

図 13-2 プロヴァンス山中モナスクのノートル・ダム寺院の「茨の聖母」——10世紀に牡牛によって畑の中から発見されたという

出所）田中仁彦：黒マリアの謎. 岩波書店，東京，p. 5. 1993.

（2010）は以下の3点を挙げている．それは，① 黒いマリアは地下からわき出る鉱泉や温泉によって難病に苦しむ病人を癒す不思議な奇跡の守護神であり，② 多産と安産など妊婦の守護神であり，③ 来世信仰と結合した死者の魂の安らかな導き手としての他界信仰の対象であるからである．

教会があげる重要な魔女の徴は2つあり，1つは古代オリエントのエフェソスのアルテミス，シリアのアシュタロテ，エジプトのイシスなど異教の女神たちである．2つ目は正当派キリスト教によって「罪深い女」と断罪されたマグダラのマリアと結びついている．古代オリエントの地母神やマグダラのマリアは男性優位の教会の基礎を根底から揺るがす危険な存在とみなされた．

2. マグダラのマリア

　マグダラのマリアは4つの正典福音書にイエスをとりまく周辺人物の1人として登場する女性であり，マグダラとは地名である．4つの福音書にはマグダラのマリアが名指しで登場する場面として，① イエスの神の国運動の小さな共同体の1人として，イエスから「七つの悪霊」を追い出してもらった女性，② イエスの十字架刑に立ち会った目撃者，③ イエスの遺体埋葬の立ち会い人の1人，④ イエス復活の第1の目撃者として，である．これらを見るとマグダラのマリアが娼婦であったことを立証する証拠はどこにもない．しかし，ローマ・カトリック教会はマグダラのマリアに「娼婦」という不名誉なラヴェルを貼った．ローマ教会が異端文書として排除した外典福音書の1つである『マグダラのマリアによる福音書』『ピリポ福音書』にはイエスの真の後継者はペトロよりもマグダラのマリアであることを示している．ペトロはイエスがマリアを優遇することに嫉妬し，マリアを亡き者にしようとする言葉さえ口にしている．そこには男性のみがユダヤ社会の選民であるとするユダヤ父権主義の男性優位思想がある．フランスのプロヴァンスに黒いマリア像が集中しているのは，マグダラのマリアがキリスト処刑後にユダヤ教徒に追いたてられて，この地に流れ着いたからであるという．

3. 古代オリエントの大地母神

　ピレネー山脈の東，中央山岳地帯のケルシー地方の町ロカマドールのノートル・ダム小聖堂にある「奇跡の聖母」という木彫りの黒いマリアを目にした柳(1986)はその時の印象を以下のように記している．[18]「全く異様な聖母子ではある．真黒い顔，冠や衣をつけているが，その2つの顔だけがじっとこちらを見下ろしている．美しいというものではない．人の心の奥までを見抜くような凄みのあるその瞳．むしろ醜怪と言うべきかも知れない．ともかく，この世のものを形容する言葉では形容できぬ恐るべき何かである」．黒は西欧のキリスト教世界では不吉を意味する色であったが，オリエントの宗教では黒は不吉な色とは限らず，黒が死の象徴であったとしても，古代エジプトでは死は新しい生の始まりを意味した．古代エジプトで死の国の神であるオシリスの配偶神は妹神イシスであるが，死者の守護神であり豊饒と多産の女神イシスが椅子に座り，

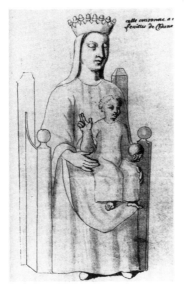 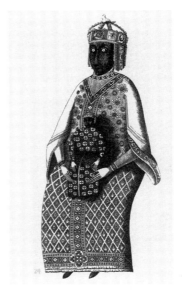

図13-3 シャノワーヌ・エティエンヌによる素描『シャトルの聖母』1682年作 シャトル県立古文書館

出所) 柳宗玄：黒い聖母．福武書店，東京，p.36. 1986.

図13-4 フォジャ・ド・サン・フォンによる銅版画『ル・ピュイの聖母』1778年作

出所) 柳宗玄：黒い聖母．福武書店，東京，p.36. 1986.

幼児ホルスを抱いて授乳する姿は黒いマリアの木彫と酷似しているという．

18)
柳（1986）はフランス各地の黒いマリアを丹念に調査して歩く中で黒いマリアが美術史的にみて必ずしも異端の女神や不吉のしるしとは言い切れないという結論に辿りつく．エジプトのイシスのみならず，小アジアの地母神キュベレ，シリアのアルテミスやアシュタロテなどは「黒い女神」と表現され，そのご神体は「黒い隕石」であった．柳（1986）は黒い聖母が12世紀を境に白い聖母に代わって民衆の崇拝を集めた要因として，中世末期に民衆を苦しめた戦乱やペスト，貧困からくる現世への無常観，近世初期の合理主義への反動により，光より闇に向かう神秘主義へ民衆は駆り立てられたと考えた．

4．ケルトの地母神

田中(1993)[15]は黒いマリア像の背景に土着の地母神であるケルトの神を想定した．黒いマリアの母子像の背後にあるのは，ダナ（Dana）アナ（Ana）アニャ（Anu）アン（An）の音韻によって呼ばれたと推定されるケルトの地母神ではないかと述べている．インド・ヨーロッパ語族の語根では An は「息をする」を意味しており，そこから anemos（風），animus（霊），anima（魂）が派生した．アンナは聖母マリアの母の名前であり，ヘブライ語で「神は慎み深い」を意味する．父と子と聖霊の三位一体のドグマの確立のために，女神崇拝と戦わねばならなかったロマネスク時代のローマ教会からすれば，民間信仰の「見えない宗教」という形をとりながら，いたるところに根強く生き続けるケルトの地母神崇拝は排除されるべき偶像であった．ローマ・カトリック教会がヨーロッパ中に根をおろすケルト人の地母神崇拝を排斥運動の端緒は聖像崇拝禁止令（726-843）であった．黒いマリア像は破壊されるべき偶像であり，突き詰めれば古代農耕社会から受け継がれてきた豊饒と多産の女神崇拝であった．異教の大地母神崇拝の背景には，中世ヨーロッパを襲った大飢饉やペストの流行，戦乱や激しい社会変動に翻弄される貧しい農民たちがいた．山形(2010)[17]は「彼らは，天国に入ることはおろか，安らかな死からさえも締め出され，教会の外の打ち棄てられた地母神の霊験に祈るほかない人びとであった」と述べている．黒いマリアはこのような民衆が支えていた「哀しみのマリア」であった．

5．ドルイドによる黒い聖母崇拝

馬形(2007)[16]はケルト宗教を支配していたドルイド（Druid）と呼ばれる聖職者集団の存在に着目した．ドルイドはケルト宗教を司る神官であるが，一カ所には定住しない漂泊者の集団であり，聖地から聖地へ遊行者のように移動した．ドルイドが崇拝していたのは聖地に宿る女性の性と重なったアニマ（生命・霊）であった．聖地を１つの宇宙として形作る樹木や湧水，巨石に宿る霊力があると信じられ，このような場所に黒い聖母像は祀られていた．その聖地にローマ帝国の国教となったキリスト教が到来し，ケルトの聖地崇拝と一体化し習合する形をとりながら，ドルイドの女神崇拝を封印し，その痕跡を徹底的

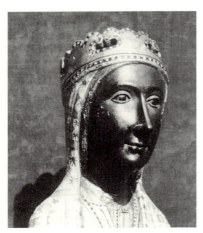

図13-5 『モレナータ』(部分) 12世紀, 木彫. モンセラット(カタルーニャ), ベネディクト修道院聖母

出所) 柳宗玄:黒い聖母. 福武書店, 東京, p.36. 1986.

に消去し破壊していった. ローマ・カトリック教会のアルルの公会議(452), ナントの公会議(658), トレドの公会議(681), カール大帝によって公布されたアーヘンの法令(789)によって繰り返し「樹木・巨石・泉の崇拝」が禁止された.

馬形はこれらの地方の聖母マリアが黒いのは, ケルトの地母神に似せて, 土着の人々の手によって黒く塗り替えられたのではないかと考えた. 黒はドルイドからすると, 大地の女神を象徴する色であり, 女性のセクシュアリティの象徴とみなされた. 黒はキリスト教が嫌悪し憎悪する悪魔の象徴であり, 女性の性的淫乱として特化されていた. さらにドルイドは錬金術師を兼ね, 全ての色の原色となる黒い石を捜すことから始められたという. ドルイドは地下に潜り, 黒い物質を捜し出し, 「金属を含有する鉱床」を捜すために険しい断崖を渉猟しなければならなかった. そのような彼らの仕事場が聖母儀礼の場になったという.

馬形によると西欧における最初の聖母子像は800年頃に制作された「ケルズ書」と呼ばれるアイルランド写本の中にみられるが, 多くは12世紀のロマネスク美術とともに木造聖母子像として制作され, 瞬く間に西欧社会に伝播していったという.

4 世界史の背景

1. 一神教＝帝国主義の写し鏡

フロイト[4](Freud, S.)(1939)は「一神教は, 帝国主義の反映として育ってきたのであって, 神は巨大な世界帝国を無制約の力で支配するファラオの鏡で

あった」と述べ，帝国的欲望という政治的思想と一神教の関連を指摘している．フロイトは多数の神々が偏在するエジプトの文化背景で育ったエジプト人・モーセが一神教をユダヤ民族に与えたと考えた．フロイトはエジプトがはじめて世界帝国となった第18王朝における若いファラオ・アメンホーテプ4世について言及する．アメンホーテプ4世はおよそ紀元前1375年ごろ即位し，エジプト人に彼らの数千年来の伝統や生活習慣の全てを峻拒するような新たな宗教であるアートン教を強いた．「この宗教は厳格な一神教であって，われわれが知りうる限り，このような試みとしては，世界史上最初のものであった．そして，唯一信仰とともに，避けようもないが，宗教的な不寛容すなわち他宗排斥が生じ，この不寛容は，古代にあっては，昔から――そしてそののちも長いあいだ――異物の如きものであった」と述べ，一神教の出現を指摘している．偉大なる征服者トトメス3世によりエジプトは世界的国家となり，ヌビア，パレスティナ，シリア，メソポタミアの一部までをも帝国の支配下に属するようになり，「神性もまたその民族的な限定を放棄せざるをえなくなった」とし，世界帝国の出現と一神教の出現が同時期であったことを指摘している．一神教は世界帝国誕生と連動した国家装置でもあり，帝国支配の錫杖であり，「他の神々」を諦めることを意味した．荒井（1997）は「唯一神」という考え方は，多神教的環境の中にあっても，世界帝国では成立し，国家が専制国家であるかぎり，1人の王つまり1人の神のみが世界を統治した，と述べている．「1つを選ぶ」ということは，「他を捨てる」「手放す」「諦める」ことであり，「諦める」痛みに耐えなければならないことを意味する．

2．交換様式からの脱却と一神教成立

柄谷（2010）は贈与と返礼，支配と保護，貨幣と商品の交換様式を挙げ，宗教も「それ自体において交換様式に根ざしている」ことを指摘している．そして柄谷は「モーセの神」は「ユダヤ人の国家社会が内的・外的に危機的な状況にあった時に出現した」と述べている．さらにモーセの神が真に存在するにいたったのは，人々が「バビロン捕囚」に追い込まれた時であり，重要なのは捕囚になったのは支配階層や知識階層，商業従事者であったことを指摘している．交換様式に根ざしていたはずの宗教が国家の滅亡にかかわらず，神が廃棄され

なかった時，新たな神観念が生まれた．

　モーセは捕虜であったユダヤ人たちに一神教を受け入れるならエジプトから解放すると約束し，それが「神と人間との契約」だとした．柄谷は「国家を無くしたユダヤ人は，モーセの神を信じる集団として新たに組織されたのだ．それが新たなユダヤ民族となった．つまり，ユダヤ教はユダヤ民族が選んだ宗教ではなく，逆に，ユダヤ教がユダヤ民族を作り出したのである」と述べている．宗教は人間の安心立命のために創出されたものであり，人間が宗教に対し主体的立場に立つという考え方がある一方，「ユダヤ教」が主体となり，「ユダヤ民族」はその客体，さらに言えば「ユダヤ教」存続のために選ばれた人々が「ユダヤ民族」として創出されたという「人間」と「宗教」の主客逆転が起きている．

3．キリスト教の国教化

　イエスの死後，弟子達は小アジアやローマ帝国内に離散しているユダヤ人を対象にキリスト教を布教したが，パウロは非ユダヤ人の世界にもキリスト教を布教し，迫害を受けながらもローマ，リヨン（ガリア），カルタゴ（北アフリカ），アレキサンドリア（エジプト）などの大都市を中心に2世紀半ばまでにキリスト教は広まっていった．

　313年にコンスタンティヌス帝により公認され，392年にローマ帝国の国教となった．324年にはコンスタンティノープルが新首都となり，東西教会が拮抗しあうが，467年に西ローマ帝国が滅亡し，キリスト教がローマ帝国文明を守る後継者となる．

4．聖画像破壊運動（イコノクラスト）

　467年に西ローマ帝国が滅亡し，古代ローマ文明が1つの終焉を迎えた．東と西の教会は「神の母」論争の尾を引きながら，聖母マリアの画像崇拝をめぐり対立していく．聖画像崇拝派の主力はコンスタンティノープルの大修道院長をはじめとする修道士達であったと言われている．一方，イコン破壊の根本動機は初期教会の一部の信者たちがユダヤ教から引き継いできた偶像崇拝に対する徹底した敵意と1つに結びついていたことを指摘する者もいる．西方ローマ

を中心とする教会は初期キリスト教時代の殉教者を聖者として崇拝する風潮が強く，教会は聖遺物を秘蔵し布教活動に利用していた．東ローマ皇帝レオ3世が726年にイコン崇拝禁止令を公布し，東西教会は激しく対立した．ローマ教皇グレゴリウス3世（在位731-741）はイコン禁止令に異を唱え，イコン崇拝を正式に承認し，対立と迫害の嵐が吹き荒れたが，ミカエル3世の皇母テオドラによって843年にコンスタンティノープルで開かれた宗教会議で聖画像崇拝派が勝利した．勝利の根拠となったのはヨハネスの「受肉の神学」であり，人間の目には隠された超越的な神を視覚化することの誤りを認める上ではイコン破壊論者と一致するが，不可視の神が血と肉を備えたキリストとして降下し，受肉した存在として可視化されうる限りにおいて，象徴的に聖画像として崇拝することは許されるとする説である．イコンとはキリストの受肉の秘儀の可視化という論理である．

5．魔女狩り

時代が下り，ルター（Luther, M., 1483-1546）が1517年にヴィッテンベルク教会の扉に95箇条の論題を貼り付けたことを契機に，宗教改革が始まった．ルターはマリアの処女懐胎は神の恩寵による結果であり，マリアが1人の人間であることに変わりはないという理論であり，マリアの「神の母」「教会の母」としての不滅性と神聖性を容認するローマ・カトリック教会と真っ向から対立した．ルターの矛先は「聖母マリア」に名を借りた免罪符に対する告発状ともつながっていた．ルターの宗教改革が民間の間に伝わると，運動は野火のように拡大し，激昂した群衆の大規模なイコン破壊運動へ発展し，真っ先に標的になったのは聖母マリア教会であった．1530年にルターは聖母マリア被昇天を糾弾し，救いはマリアの仲介によってではなく，聖書に証された唯一の神キリストへの信仰のみによって成就されるとした．聖母マリア崇拝は宗教改革者の激しい攻撃により，急速にその勢いを失い，それは女性嫌悪と手を結び，16世紀から17世紀に西欧社会に吹き荒れた魔女狩りに発展していった．しかし，1534年に創設されたカトリック教会の戦闘的な反動宗教改革派イエズス会の登場により，マリア崇拝は息を吹き返し，以前にもまさる勢いで日本を含むアジア諸国や新大陸の植民地に伝搬され，日本にも1549年にイエズス会の創始者の1人

であるフランシスコ・ザビエルが到来し，キリスト教布教が開始された．

5　マリアに付与されたイメージ

1．聖概念

　聖母マリアには処女性，純潔のイメージが付与され，生殖性や穢れはマリアから排除されてきた．そもそも「聖」にはどのような概念があるのかを見ていく．ドイツのプロテスタント神学者であるオットー[8]（Otto, R.）（1917）が『聖なるもの』の中で「ヌミノーゼ」という概念を呈示した．通常の用法としての「聖なるもの」の意味には，善なる意志，道徳的合理的要素が含まれているが，オットーはヘブル語 qādosch，ギリシャ語 hagios，ラテン語 sacer などの古代語が，道徳的賛辞では言い尽くせない「聖なるもの」の要素を包含していたことを指摘した後，道徳的要素や合理的要素を差し引いた「聖なるもの」に対して，特別な名辞を案出した．それが，ラテン語の「numen」（神威）から作られた「das Numinöse」である．

　スネイス[12]（Snaith, N. H.）（1944）は「聖」をあらわす，主要なヘブル語は qodesh であるとし，神と人間，人間と超人間的なものが重なり合った境界にかかわる，3つのヘブル語を比較し論じている．その3つの語とは qodesh（holiness 聖），cherem（ban 禁止，devoted thing 献納物，destruction 破壊），chol（profaneness 穢れ，common ふつうの）である．qodesh の語根とその最も初期の意味には ellu『明るい，はっきりとした』という意と，『分離される』ないしは『そびえ立つ』という意が提唱されたが，現在は『分離』の概念に傾いている．人やものは神に属するようになったために，『分離され』，あるいは『分離されるようになることができる』，と考えるのである．cherem の語源は旧約聖書の列王記において，ヤハウェの祭壇がモアブ人の神ケモシの前に引きずり出され，捧げられたことにある．ケモシ神の信奉者が，ヤハウェ神の所有物を奪い，全てのものを破壊つくしたことに，この語の源がある．chol は「profane 穢れた」や「common ふつうの」と訳すことができ，語根の ch-l-l はタブーをも含む広い意味での祭儀と関連を持っており，『ゆるめる』『ほどく』を意味した．ヘブル語の qodesh は恵みに富み，生命を与えると同時に，危険

であり致命的であり,人格的なものと非人格的なものとの境目にある.

「聖」の語根には「穢れ」「分離」の意味も内包されており,「聖」と「穢れ」が隔絶されたものではなく,相補的であり,「聖」が「穢れ」に転じ,「穢れ」が「聖」に転じる流動性をも暗示している.

2．イエスの女性性

竹下[13] (1998) はユダヤ教の神が男性化し,戒律を課し懲罰を与える存在になった時,イエスが神の失われた女性性を補うかのように登場したことを指摘している.審判者である恐ろしい神に対し,イエスは神の慈悲の

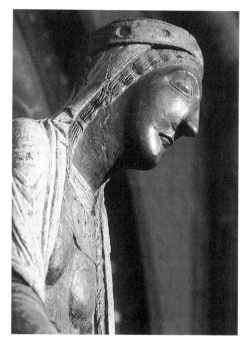

図13-6　善き希望の聖母
出所）柳宗玄：黒い聖母．福武書店，東京，口絵1，1986．

部分を体現している.中世のキリスト教はイエスの女性性をはっきりと意識していた.11世紀のカンタベリーの聖アンセルムス（Anselmus Cantuariensis, 1033-1109）は祈りの中で「イエス,我らの母よ」と呼びかけたという.アッシジの聖フランチェスコ・バシリカ聖堂のステンドグラスの中には,イエスを懐に抱いたマリア像の横に,聖フランチェスコを懐に抱いたイエスの姿がシンメトリックに表現されている.

聖餐式でキリストの体と血であるパンとワインを食す感覚的合一の体験は,自らの身を削って子に命を分け与える母のイメージであり,父性より母性を思わせる.多くの神秘家はイエスの血は母乳のシンボルであると考えた.中世では一般的に母乳とは母親の血の変成したものであると見なされ,十字架のイエスの脇腹から流れた血を受けたと言われる聖杯伝説と,聖杯を求めて旅に出る

騎士達の物語は永遠に失われた母の乳への執着とも考えられる．

3．力としてのマリア

　キリスト教神学において，人間は神に創造され，楽園を追われて失墜したネガティブな存在には留まらず，失墜こそが，神に憧れ神に向かう契機ともなった．その発展の契機を牽引していったのは「女性」あるいは「女性的なるもの」であり，16世紀のフランスの神学者ポステル（Guillaume Postel, 1510-1581）は男女が惹かれ合うところに人が神を希求する同じ救済メカニズムを見る．アダムはヘブライ語で「赤」という語源をもち，神が人間を創った赤土を意味する．「大地＝赤＝血＝女」であり，神の「天＝白＝精液＝男」と対応し，アダムは神という男性原理に向かう全き女性であったという．男はより弱い性である女にひかれる以上，その生のベクトルは下を向くのに対し，女はより大きい男という性にひかれるので，より高いものへ自分を導き，「発展」や「完成」の原動力は男へ向かう女のうちにあるという．歴史と啓示は女性を介して進み伝えられ，福音書のイエスの物語はユダヤ的男性社会の終末を示し，女性への啓示が開始されたことを示しているという．ポステルは女性性を豊饒や包容力や慰撫に見るのではなく，人類の歴史を上に向かって牽引する「力の方向」に見ている．聖母マリアの女性性は，聖霊を受け容れ，自ら選択し，人類の救済の原動力としてその生を歴史に投じることであった．

6　臨床現場におけるマリアとブラックマリア

1．摂食障害，グレートマザー

　先にも述べたように臨床現場において，「マリア様のようになりたい」というクライアントに出会うことがある．若い女性クライアントであれば，マリアの清らかさの取り入れを意味する場合がある．それは「清らかさ」を重んじるあまり，非性愛的段階に踏みとどまり，女性としての成熟や異性愛的存在になることを拒否することに繋がり，拒食などの摂食障害として症状化することがある．母親としてのクライアントが「マリアを目指す」場合は，マリアがあらゆる試練に耐えたように，あらゆる理不尽や試練に耐える妻・母を目指すこと

を意味する場合がある．しかし，それは柄谷(2007)の「日本では何もかも受け入れられる．それでいて，何も受け入れられてはいない」という言葉を援用するならば，子どもや夫を呑み込み手放さないグレートマザーの否定的側面が増強され，子どもが不登校や引きこもりとなり，夫のギャンブル依存やアルコール依存を増長させていくことがある．

2．強迫行為

「清らかさ」を重んじ「穢れ」を排除する願望が洗浄強迫という強迫症状に置き換えられることがある．フロイト(Freud, S.)(1907)は「強迫行為と宗教的礼拝」の論文の冒頭で「神経質者のいわゆる強迫行為と，信者が信仰の証として行う宗教的行事との類似に，注意をひかれているのは，おそらく私が最初ではない」と述べ，強迫行為と宗教儀式との関連性に並々ならぬ関心を寄せている．そして，神経症の儀式と宗教儀式のミサとの類似性は，中止したときの道徳的不安，他の全ての行為からの完全な隔離（妨害の禁止），そして細かいことを行ううえでの小心さを挙げ，宗教と強迫神経症の類似点を指摘している．一方，宗教的儀式の細かい付加行為は意味深く，かつ象徴的であるのに対し，神経症のそれは無意味でばかげて見える，と述べ，儀式という構造上の類似はあるものの，その意味するところの内奥は全く異なることを指摘している．さらに「強迫や禁令に悩む者は，自分では何も知らないでいる1つの罪責意識，ここで出会う言葉のもつ抵抗感を乗りこえて，これを排除することによって表出しなければならぬような，そういった1つの罪責意識の支配下に立っているような振る舞いをするといえる」とし，強迫行為の背景に潜む罪の意識の存在を指摘している．強迫神経症者の罪責意識に適合するのは，信心者が「自分が心の中では邪悪な罪人であることを知っている」点であり，強迫神経症者と宗教者の共通項として「罪」の意識を挙げている．

3．性的逸脱行為

一方，臨床現場で出会うブラックマリアを体現している存在として性的逸脱行為や援助交際などの売春に走る少女達がいる．自らを犠牲の供物として捧げるかのように不特定多数の異性との性行為や援助交際にのめりこむ少女達もい

る．彼女たちはコルベット[9]（Qualls-Corbett, N.）（1988）が述べる古代シリアやメソポタミアに存在していた神殿娼婦を彷彿とさせる．当時の風習としてある年齢に達した乙女は皆，神殿に出向き，そこで旅人に処女を捧げることが大地母神への奉納とされ，その通過儀礼をもって一人前の女性として社会に参入できると考えられていた．「聖」は「性」と表裏一体の相補関係であり，排除し合うものではなかった．現代，援助交際に走る少女達の深層には「聖娼」という元型が作用しているようにも考えられる．

おわりに

　一神教の内部に聖霊の存在を組み込む試みをはじめたのは2‐3世紀のカッパドキアやエジプトのキリスト教徒であり，彼らは神を「父」と「子」と「聖霊」からなる三位一体として理解し，そこに聖母マリアへの信仰まで持ち込もうとした．ユダヤ教以来の一神教は唯一神の単純さ，不変性，堅固な永続性などの性質が強調されていたが，キリスト教はそこに「父と子の同質性」と「聖霊の増殖する力」という2つの原理を組み込んだ．中沢[7]（2003）はキリスト教は欲望や性を否定しながら，その教義の根本に三位一体という表現でカモフラージュした「生命の原理」を巧みに組み込んだと指摘している．故に生命の活動と欲望が生み出すものに対し，柔軟な対応を行う欲望的な文明を準備することができ，それが近代資本主義経済の発展を可能としたと考えられた．

　マリアは欲望や性を否定した「聖なる存在」として位置づけられると同時に，フロイト[4]（1939）が「キリスト教はユダヤ教が登りつめた神格化の高みを維持できず，厳格な一神教ではなくなり，周辺の諸民族から数多くの象徴的儀式を受け容れ，偉大なる母性神格をふたたび打ち立て，多神教における多くの神々の姿を，見え透いた隠しごとをするような仕方で受容する場を設けてしまった」と述べたごとく，厳格な一神教を破壊する要素も併せ持つ．マリアもブラックマリアも父権性を強調するキリスト教が巧みに組み込んだ「装置」としての側面を有しているが，それは一神教の厳格な男性原理の限界を支え包みこんでいる．そして「誰の所有物でもない」という意味における「処女性」は女性の根源的なあり方を示している．

◻ 引用文献

1）荒井章三：ユダヤ教の誕生――「一神教」成立の謎．講談社〈講談社選書メチエ114〉，東京，p.258．1997．
2）Begg, E.: *The Cult of the Black Virgin,* Arkana, 1985．林睦子訳：黒い聖母崇拝の博物誌．三交社，東京，1994．
3）Freud, S.: Zwangshandlungen und Religionsübungen, 1907．山本巌夫訳：「強迫行為と宗教的礼拝」懸田克躬・高橋義孝編集　フロイト著作集，第5巻，人文書院，京都，pp.379-383．1969．
4）Freud, S.: *Der mann Moses und die montheistische Religion,* Gesammelte Werke XVI, Werke aus den Jahren 1932-1939. Herausgegeben von Anna Freud, E. Bibring, W. Hoffer, E. Kris, O. Isakower, Imago Publishing Co., Ltd., London, 1950, Siebte Auflage, S. Fischer, Frankfurt am Main, 1993, 1939．渡辺哲夫訳：モーセという男と一神教．新宮一成・鷲田清一・道籏泰三他編集フロイト全集，第22巻，岩波書店，東京，pp.22-23，p.108．2007．
5）柄谷行人：日本精神分析．講談社，東京，p.67．2007．
6）柄谷行人：世界史の構造．岩波書店，東京，p.189，p.207，p.214．2010．
7）中沢新一：神の発明　カイエ・ソバージュⅣ．講談社〈講談社選書メチエ271〉，東京，pp.193-195．2003．
8）Otto, R.: *Das Heilige: Über das irrationale in der Idee des Göttlichen und sein Verhältnis zum Rationalen.* Leopold Klotz Verlag, 1917．山谷省吾訳：聖なるもの．岩波書店，東京，pp.9-268．1968．
9）Qualls-Corbett, N.: *The sacred prostitute: eternal aspect of the feminine.* Inner City Books, Toronto, 1988．菅野信夫・高石恭子訳：聖娼――永遠なる女性の姿．日本評論社，東京，1998．
10）Saillens, E.: *Nos Veirges Noires.* Les Éditions universelles, Paris, 1945.
11）聖書　新共同訳：日本聖書協会，東京，1987．
12）Snaith, N. H.: *The Distinctive Ideas of the Old Testament.* The Epworth Press, 1944．浅野順一・林香・新屋徳治訳：旧約宗教の特質．日本基督教団出版部，東京，pp.27-68．1964．
13）竹下節子：聖母マリア〈異端〉から〈女王〉へ．講談社〈講談社選書メチエ137〉，東京，p.12，45，125，127，pp.141-143．1998．
14）竹下節子：キリスト教．講談社〈講談社メチエ249〉，東京，2002．
15）田中仁彦：黒マリアの謎．岩波書店，東京，pp.123-179．1993．
16）馬杉宗夫：黒い聖母と悪魔の謎．講談社，東京，pp.87-110．2007．
17）山形孝夫：聖母マリア崇拝の謎「見えない宗教」の人類学．河出書房新社，東京，pp.162-201．2010．
18）柳宗玄：黒い聖母．福武書店，pp.12-50．1986．

第14章　ターミナルケア

はじめに

　どのように壮健な人であっても老いと死を免れることはできない．筆者は8年前に母を肺がんで亡くした．母は自他共に認めるすこぶる健康な人で，滅多に風邪もひかず，いつも若々しく元気に過ごしていた．毎年，母は健康診断を受けていたが，ある年の健康診断で肺のレントゲンに影が映っているので精密検査を受けたところ，肺がんの疑いが極めて高いということになり，大学病院で細胞診を受けたところ，肺がんという確定診断に至った．細胞診の診断結果を聞きにいく際，父と私が陪席した．主治医は「肺がんです．ごく初期だと思われるので，早く見つかってよかったですね．手術をしましょう」とおっしゃった．父と私は肺がんであることは極めて残念だったが，ごく初期という診断に胸をなでおろしていた．一方，母はごく初期とはいえ，「肺がん」という確定診断を告知され，文字通り，頭の中が真っ白になり，手術や予後に関する主治医の丁寧な説明は全く覚えていなかった．告知に対する心の構えは当の本人と家族であってもここまで異なるということをしみじみ感じた．

　4月に確定診断が出て，実際に手術を受けたのは5月であった．術後，母が麻酔から目覚めるまでに主治医の先生方から手術結果についての説明があった．私は「手術はうまくいきました．ごく初期で本当に良かったですね」という説明であろうと思っていた．しかし，「手術はうまくいきましたが，お母さんの肺がんはステージⅢまで進んでいました．肺の周りに浸潤がありました」という思いもかけない言葉が待っていた．その時ほど，私の人生において辛く哀しいことはもう2度と来ないであろうと思うほど，私は足下が崩れ落ちるような動揺をきたした．母の命には限りがあるという過酷な現実を突き付けられ，私は頭が混乱し，文字通り，頭の中が真っ白になった．ほとんど風邪もひいたこ

とのないぐらい健康だった母が肺がんの初期どころかステージⅢまで進行していたという事実を告げられても素直に現実を受け入れることはできなかった．主治医の先生方の丁寧な説明を聞きながら私は号泣し，摘出され，私たち家族の目の前に示された母の左肺を思わず素手で触ろうとした．すると先生方は「肺に触ってもいいですが，手術用の手袋をはめてさわってください」とおっしゃり，看護士が手袋を私の手に嵌めてくれた．私は摘出された母の肺を触りながら「ママ，ママ！」と叫び，嗚咽し，涙を止めることができなかった．父も妹も肩を振るわせながら泣いていた．私は母が麻酔から覚めた時，泣き顔を決して見せまいと思い，何度も何度も涙を拭ったが，涙が溢れて止まらなかった．涙で化粧は全てはげ落ち，鏡に映った自分の亡霊のような顔は今も忘れられない．母が目覚めた時，泣き顔を見せたら母は全てを悟るだろうと思ったため，化粧をやり直し，鏡に向かって無理矢理笑顔を作ってみたが，すぐに涙があふれ出て化粧が流れていった．いよいよ母が麻酔から覚めそうになったため，私は意を決して普段通りに振る舞おうと努めた．母が目覚め，「手術はうまくいったよ」と告げると母は私の目をじっと見つめていた．私は母に悟られまいと笑顔を作った．虫の知らせか，母は手術前に「もし，手術してがんがもっと進行していることが分かっても本当のことは絶対に教えてほしくないからね」と語っていた．主治医の先生方は今後の治療方針を説明するためにはステージⅢまで進んでいるという事実を話さなければならない，とおっしゃったが，私たち家族は「母本人は真実を知りたがっていないので，手術前の診断どおり，初期だったということで押し通させてください」と懇願した．主治医の先生方は私たちの願いに当初は難色を示したが，話し合いを重ねた結果，母には真実は告知せず，治療をしていくことになったのである．

　手術の成功と主治医の先生の親身で適切な治療と母自身の治りたいという強い意志によって経過は非常に順調であった．母は元気に海外旅行に行けるほど回復した．しかし，手術後，約半年たった時点での検査で腫瘍マーカーの数値が悪いという結果が出たために，抗がん剤による化学治療をすることになった．点滴治療は最新知識を身につけた先生がしたためか，母は吐き気や食欲低下などの副作用はほとんどなく，極めて順調に日々を過ごした．母があまりにも普段通りの元気な様子だったので私は母ががんであることをしばしば忘れる程で

あった．しかし，手術から2年3カ月後，母はがんが脳転移し入院することになった．単なる脳転移ではなくがん性髄膜炎であったため，予後は極めて悪いことを私たち家族は主治医から告げられた．母が脳転移で入院した日以来，私は主治医から母の病室に寝泊まりする許可を得て，仕事の時以外はほぼ全ての時間を母と共に過ごした．最終的にはターミナルケア病棟のある他の病院に移り，そこでも私は母の病室に寝泊まりして，仕事へは病室から通った．そしてターミナルケア病棟に移ってから1カ月ほどで母は永眠した．肺がんという確定診断が出てから母が永眠するまでの2年8カ月は私たち家族にとって生涯忘れることのできない掛け替えのない歳月である．

1 ターミナルケアと生命の質（QOL）

いつからが終末期（ターミナル）となるのであろうか？ 終末期とは「現代医療において可能な集学的治療の効果が期待できず，積極的治療がむしろ不適切と考えられる状態で，生命予後が6カ月以内と考えられる段階」と定義されている．

終末期医療の質を問う際の評価項目として以下の点が挙げられる．

① 患者の症状および機能
② 積極的な延命治療を希望する患者と家族にとっての満足度
③ 家族の負担の度合い
④ 生命の質（QOL, Quality of Life）
⑤ 治療者の技術とその継続性
⑥ 残された者への援助

欧米諸国におけるターミナルケアへの関心が1950年代に高まった．英国のシシリー・ソンダース（Saunders, C.）は1967年に聖クリストファー・ホスピスを設立した．ソンダースは英国リンデンロッジ出身で，オックスフォード大学入学後ナイチンゲール看護学校を経て，セント・トーマス病院で看護師として勤務していた．その後33歳で医学部へ入学，医師免許を取得し，「ホスピスの中のホスピス」と呼ばれるセント・クリストファー・ホスピスを設立したので

ある．ソンダースは死に行く人の尊厳を守り，死の瞬間まで人間らしく生きることを可能にする緩和医療の先駆者である．彼女は看護師として働いていた時，担当した患者と深い愛で結ばれていたが，彼はがんで天に召されていった．愛する人を喪う苦しみと哀しみを味わい，彼女は医師になる決意をし，医学の勉強に励んだのである．

　1960-70年代はホスピスケアに関連した研究・教育システムが確立されていった．ターミナルケア，ホスピスケア，緩和ケアは呼称が異なるが皆同じケアを意味している．ターミナルケアの目的は終末期において生命の質を尊重することである．近年医療技術の進歩により，生命の量，人間の生物的生命は延命・救命できるようになったが，精神的な満足感や充実感をもって死を迎えられなくなった．

　医療の発展は皮肉にも「スパゲッティ症候群」を引き起こしてしまった．それは鼻腔，口，尿道など人間の外部と繋がる腔部に管が挿入され，頭部や胸部には電極が着けられ，常時モニターされて「生きる」のではなく人工的に「生かされている」状態を指す．ターミナルケアは生命の量だけではなく，質を考えて欲しいという願いから生まれたとも言える．

　生命の質に対する概念として，生きがい，満足度，人生の質，生活の質，生活内容などがあり，生物的寿命が維持されているだけではなく，社会的・精神的寿命が守られていなければ，その人は真に「生きている」とは言えないのである．

　終末期において生命の質を高めるための考慮点として以下の側面が挙げられる．

　　① 自己実現の達成
　　　　自伝，芸術作品，事業，子育て，教育，学問，信仰等の完成．
　　② 残される者への配慮
　　　　遺言の作成，財産の処分の仕方，お世話になった人へのお礼，感謝，祝福，お詫び（謝罪），和解，許しなど．
　　③ 生活体験の維持
　　　　孫や子供の入学式や結婚式への参加，思い出の土地への旅行，好きな

ものを食べること，音楽・絵画などの鑑賞，読書，礼拝への自由参加.
④ 自尊心を満足させること
- 愛する人がいつも傍にいてくれることにより，寂しさや孤独，空しさから開放されること.
- 皆から尊敬され，周囲から慰められることにより，自尊心が保たれ，充実感が持てる.
- 自分の一生を振り返り，人生を再評価できること.

⑤ 生命の質を高めるために療養場所を吟味すること
- 自宅で，信頼できる相手と一緒に最後の時間を過ごすことが望ましい.
- 在宅ケアが困難なため，施設や病院で死を迎えねばならない場合，外出や外泊，面会時間などの制約が少ないこと.
- 付き添いを認められること.
- 親しいものと話し合える時間と場所が確保されていること.
- 病室は明るい雰囲気が漂っていること.
- 日当たりがよく，悪臭もなく，静かなこと.
- 安眠できること.
- 散歩ができる環境.
- 植物や花など自然が豊かであること.
- 寝衣の着用の際に個別性が認められていること.
- 個室か大部屋かの選択の自由が基本的に認められていること.
- 病院食が工夫され，メニューが多いこと，飲食の自由が認められていること.

⑥ インフォームド・コンセント
医療者は患者に病状をよく説明し，同意を得てから治療を進めること.
検査，注射，点滴，処置，投薬，放射線の照射，手術，食事などは原則として患者のペースに合わせて行うこと.
害がない限り，代替医療も認めること.

⑦ 経済問題の解決
差額ベッド料，付き添い介護料，高額な医療費，医療者への謝礼，葬儀社の選択，死後における葬儀代や戒名代，墓の問題など.

⑧ アメニティの確保

　身体的快適さ（アメニティ）の確保の必要性．
　身体機能が正常に働くよう医学的・看護学的管理ないし処置が必要不可欠．

2　末期患者の症状

次に末期患者の身体症状と精神症状を見ていくことにする．

1．身体症状

① 痛み

　末期患者の70-80％が痛みを訴えると云われている．痛みのコントロールができるかできないかが，終末期の患者の生命の質の確保にあたり，重要な意味を持つ．終末期における激しい痛みは安楽死推進派の有力な根拠となっている．よって疼痛対策は終末期医療の中核的位置を占めることになる．痛みは主観的なものであり，感情的体験であり，医療従事者は痛みを過小評価しがちである．痛みの経過を患者から詳しく聞き，痛みの強さ，薬の効果の程度，身体的違和感や不眠と痛みとの関係，孤独や対人葛藤と痛みとの関係，過去に体験した痛みとの比較，痛みによってどの程度の行動制限があるかなどに配慮することはとても重要である．

　鎮痛効果がなくなる前に，前もって鎮痛薬を投与する必要がある．その際，経口投与が望ましく，少量から徐々に増量し，鎮痛剤の選択として「WHO方式がん疼痛治療法」に従い，行う．軽度の痛みはアスピリンなど非オピオイド鎮痛薬の使用し，軽度から中等度の痛みはコデインなどの弱オピオイド鎮痛薬の使用，中等度から強度の痛みはモルヒネなどの強オピオイド鎮痛薬を使用する．鎮痛補助薬として抗精神病薬（メジャートランキライザー），抗不安薬（マイナートランキライザー），抗うつ薬，コルチコステロイドなどがある．がん性疼痛の80-90％がWHO方式の治療法により緩和されるといわれている．

　モルヒネは寿命が短縮する，強い副作用，耐性や依存が出現するなどの理由により，一部に使用を差し控える慎重論もあったが，疼痛の有無でモルヒネの

作用機序に違いがあり，抗疼痛効果の範囲内では依存が生じないことがわかっている．このため専門家の多くは中程度以上の疼痛患者に対しは，モルヒネをむしろ積極的に使用することを薦めている．モルヒネを使用した際の副作用として，吐気，嘔吐，眠気，不安感，せん妄，便秘，うつ状態，呼吸の抑制，口内乾燥，発汗，排尿障害などが挙げられる．

痛みは心身の状態により強くなることもあれば，減弱することもある．痛みが強くなる時とは以下のような状況が想定される．

- 家族や友人，医療者があまり訪問せず，孤独な時
- 深夜など人と接する機会が少ない時
- 吐気や口内痛など身体的違和感がある時
- 十分眠れない時
- 心配事があり不安な時

痛みが器質的原因によるだけでなく，心理的，社会的，実存的要因も関与する場合があることを認め，全人的に関わることが必要である．リラクゼーションや気分転換をはかることにより効果がある場合もある．

② 痛み以外の身体症状

痛み以外の身体症状として，全身倦怠感，食欲不振，吐気，嘔吐，便秘，腸閉塞，腹水，下痢，嚥下困難，呼吸困難，咳，胸水，喘鳴，不眠，血尿，排尿困難，尿失禁，褥創，かゆみなどが挙げられる．

2．精神症状

（1） 不安

① 親しい人との分離不安

死は親しい人々との離別を意味する．親，配偶者，子供，恋人，親友，恩師などとの別れは不安を喚起する場合が多い．和解や許しによる愛や信頼の回復の必要性，死後再会への信仰，健康な時から周囲の人々と愛情に基づく絆をしっかりと結び，信頼関係を構築しておく必要性に着目しておきたい．

② 自分の仕事など生きがいを失うことへの不安．

人は何らかの目的を持って生きている．死期が迫ると目的を達成すべく一歩

一歩，実現に向けて努力していくことができなくなる．よって自己実現の可能性を奪われることに対する不安が頭をもたげるが，自分の限界を素直に受け入れる謙虚さの必要となってくる．

　③ 死後の世界に対する不安．

　人は未知の世界である死後の世界に対する不安があり，神の処罰や審判，あの世で自分を恨んでいる人に出会うことに対する不安感などが想定される．このような場合は宗教的ケアの必要性がある．

　④ 自己の身体が病気に侵されていくことに対する不安．

　末期に出現してくる痛みや便秘，吐気，嘔吐，不眠，食欲不振などの身体症状や痩せ，容貌の変化などの身体像の変化による不安がある．

　⑤ 病名や予後があいまいであったり，医療者の説明が不十分であることに対する不安．

　⑥ 家族間葛藤や経済的問題による不安．

（2）　うつ状態

　悲哀感，希望喪失感，敗北感，無価値感，焦燥感，集中力困難，物忘れ，社会的関心の欠如，意欲の低下，攻撃性の亢進，決断力の低下，希死念慮が見られ，身体症状としては　早朝覚醒，不眠，食欲不振，体重減少，性欲低下，涙もろさなどが表出される．治療拒否，拒食，無断外出，自殺企図なども起こりえる．

　第5章の躁うつ病でも述べたが，うつ状態の鑑別の必要性がある．① 内因性うつ病，② 反応性うつ病，③ 身体疾患に起因する器質因性うつ病の場合は原疾患の存在の確認が必要である．

　抑うつ症状が出やすいものとして，すい臓がん，肺がん，原発性脳腫瘍，各種臓器がんの脳転移などが挙げられる．

（3）　幻覚・妄想・意識障害

　症状性精神病状態では，せん妄，幻覚，妄想，意識障害が出現する場合がある．体内にがんが存在することによって生ずる腎不全，高カリウム血症，電解質異常なども脳機能の変調に関係している．

3 死に至る患者の心理的経過

エリザベス・キューブラー・ロス（Kübler-Ross, E.）[1]（1971）の5段階説はあまりにも有名であり，彼女は患者の心理的プロセスとして「否認」「怒り」「取引」「抑うつ」「受容」の5段階を挙げた．「否認」は自分が死ぬということは嘘ではないのかと疑う段階である．「怒り」はなぜ自分が死ななければならないのかという怒りを周囲に向ける段階である．「取引」はなんとか死なずにすむように取引をしようと試みる段階であり，何かにすがろうという心理状態である．「抑うつ」はなにもできなくなる段階である．そして「受容」は最終的に自分が死に行くことを受け入れる段階である．

しかし，現実には抑うつの段階で止まってしまう人，受容したようにみえて，再び否認や怒りの段階に戻る人などがおり，日本人には5段階説どおりに行くとは限らない場合も多いことを心に留めておくことが大切である．

末期患者の死に至る心理過程のチャートとして，2つの相（Phase）を挙げることができる．相とは病気や死に対する態度を示す．昇華相（sublimate phase）は病気や死を肯定的・積極的に受け止め，それをバネとして，創造的に生きようとする姿勢をとる場合である．対して退行相（regressive phase）は自己の病気や死について拒否的な態度をとるとする姿勢が認められる場合である．また，病気の経過によって3つの過程（Stage）に分ける考え方もあり，拒絶期（rejective stage），動揺期（unstable stage），受容期（acceptive stage）があり，退行相から昇華相へと支えられるようなケアをしていく必要性がある．

4 病名告知

かつて日本の医療者はガン告知について消極的であり，患者の家族にはがんという病名を告知するが，本人には告知しないことが一般的であった．しかし，この20年間の日本の医療のあり方に大きな変化が見られ，告知を積極的に行うことが一般的になってきている．ターミナルケアを行う場合，告知するか否か

に大きな意味がある．末期状態において告知した場合，患者は失望落胆し希望や治療意欲を失い，不安，抑うつ，恐怖，怒りの感情に支配され，時には自殺する危険性さえありえる．上記のような理由から，これまでの医療者は末期状態にある患者には原則として真実を告げるべきではないと教えられてきた．

一方，告知を行った方がいいと考えられる場合とは，① 適切な支えがある，② 本人が告知を強く望んでいる，③ 性格的にしっかりと自分を見つめることができる人である場合，④ 信仰や信念を持っている場合などである．告知されることにより，患者自身が自らの状況を正しく認識し，精神的に安定し，残された時間の中で計画的に社会的役割を果たす場合もある．患者は身辺整理をしたり家族に遺言を残したり，趣味や旅行を楽しんだりすることもできる．より，深く自己を見つめ，自らの有限性に気づき，神に自分の命を委ねられるようになる．治療に協力し，家族と秘密なしに話せるようになる場合もある．

昨今はマスコミやインターネットの普及により，一般の人々のがんに関する知識が増加し，真実を隠すことが難しくなってきている．さらに個人の自己決定権や知る権利に関する考え方が多くの人々に受け入れられるようになり，告知を望む傾向が強くなってきている．しかし，単に告知をすればそれでいいということでは全くない．告知のためには，患者と医療者，家族との間に信頼関係が確立していることが必須である．双方に信頼関係が成立していれば，お互いの感情，心配事，情報などを分かち合うことができる．さらに告知はゆっくりと時間をかけて行う必要性があり，医療者は状況の判断を的確に行うことが求められる．告知は本人の状況に応じて段階的にすることが望ましい．そして医療者は告知後も，継続したケアを提供していく保証を与えるべきである．「あなたのことは，最後まで決して見捨てませんよ」というメッセージを患者にはっきりと伝えておくことが患者の精神の安定につながるのである．

5　チーム医療

ターミナルケアの基本は全人的ケアである．患者の身体的ニーズ，精神的ニーズ，社会的ニーズ，スピリチュアルニーズに応えていく必要性がある．ターミナルケアでは専門性を身につけた医師，看護師，ケースワーカー，臨床心理

士，宗教家，ボランティア，薬剤師，栄養士などが協力して患者を支えていく必要性がある．チーム医療で重視されるべきは，ケアに継続性・一貫性があり，患者や家族に対し，個別性を重んじたケアがなされることである．即時性を大切にする必要性があり，ケアに及ぶ範囲は病院だけではなく，ホスピス，自宅など広い範囲である．そして医療者間，医療者と患者・家族間でコミュニケーションが保たれていることも非常に重要である．

コミュニケーションの維持のためには以下のことが挙げられる．

① チームが共通の目的・理念に向かい，構成員相互が尊敬しあいながら医療を行っていくこと．
② 医療者自身の資質．スタッフは責任感，礼節，忠誠心，協調性，限界を知る能力，感受性が豊か，柔軟性があり，実際的な対応ができること，他者に対し尊敬し受容的であり，適応力があること．
③ 相手のいうことを時間をかけてよく傾聴し，感情の焦点を当てることが必要．安易な励ましは避ける．病に対して医療者も患者と協力し合って治療にあたる決意があることを伝え，できるだけ患者に希望を与え，元気づけ，勇気付けるよう配慮し，支える．
④ ベッドサイドに寄り添い，優しさのこもった言葉使いや丁寧な態度で徹するなどの非言語的コミュニケーションの大切さ．

相互のコミュニケーションがうまくいった場合は，お互いの人格と能力に対する信頼感や一体化しているという感情が共有され，連帯感が培われる．そして，自分の思いや感情を十分に表現でき，心を開くことができ，自己開示の体験により，自己洞察ができるようになる．さらに自己理解や相互理解をするための潜在能力が引き出されてくる．グループ内での自己の位置づけや役割，医療者と患者・家族関係のあり方を吟味，修正することができる．

⑤ チーム医療におけるリーダーになるための条件として，コーディネーターは以下のことが必要である．
- チームの目的，理念，方法をしっかりと理解していること．
- 正確な現状認識と状況判断

- 強い参加意欲と決断力
- チーム構成員のまとめ役，調停役，とりなし役をこなすこと．
- リーダーはスタッフの責任や権限を明確化しなければならない．
- 命令系統がしっかりしており，一貫性・統一性があることが必要．
- スタッフは自己の権限・役割を越えて専断的に物事を判断しないよう気をつけること．
- リーダー，スタッフ共に自己の役割・義務を放棄し，他者に己の責任転嫁をしたり，自己の慮利能力を超えて仕事を抱え込まないようにすることの大切さ．

お わ り に

　ターミナルケアが我々にもたらすものとは何なのか．平山[2]（2005）は「ターミナル（terminal）という言葉は，終末という意味の他に，目的や完成などといった意味がある．つまり終末は，再生，創造の到来を促す予兆である．死を考え，体験することによって，人格的成熟への道が開かれる．つまり，死と生，無と有はまったく反対のものと思われがちだが，実は逆説的関係にあり，両者は分かちがたく結びついている．生の中に死があり，死の中に生があるのである．死を自覚することによって，はじめて生の何たるかを知ることができる」と述べている．我々は一般的に死を忌避すべきものと捉えがちであるが，平山が述べるように死と生が表裏一体であることを自覚することにより，死を過剰に恐れ，生にしがみつく姿勢を根底から顧みることにつながるのではないだろうか．
　医療の進歩が目覚ましい現在，過剰医療と緩和医療との関係についても目を向ける必要性がある．不適切な医療体制と過剰な医療介入の是非を問うことは命の質を考える際に必須である．技術優位による過剰医療とその結果生じる人間疎外，生命の質の低下に対する批判について我々は耳を傾ける必要がある．ターミナルケアを通して，生命の質や精神的ケアとは何か，告知の是非，チームアプローチの意義を再度，見つめ直し，終末期医療について真摯に向き合う必要性がある．はじめに，でも触れたように母の肺がん闘病に寄り添った経験

は人間にとって望ましい医療とは何か，命とは何か，死とは何かという根本的な問いを突きつけてくるものとして筆者の心に常に回帰してくるのである．特に告知については，告知自体の是非，タイミング，どこまでを話し，どこからは伏せるか，再発の場合はどのように伝え，寄り添うのか，余命については伝えるのか，伝えないのかなど，極めて重要な課題ばかりであるため，本人と痛みを分け合う覚悟と繊細で温かい配慮が不可欠であるとしみじみ感じた．はじめにでも触れたように，私たち家族は母自身の強い希望により，手術直後には母に病状に関する真実を伝えなかったが，約半年後に再発した際，告知がなくても自ずと事態の深刻さを察知する母の姿を目の当たりにしなければならなかった．

なお，ソンダース（Saunders, C.）[3]（2006）の著書と並び，ジャーナリストの岡村[4]（1999）がアイルランドに誕生したホスピスのルーツである聖母マリア・ホスピスを訪ね，創始者マザー・エイケンヘッド（Mother Mary Aikenhead, 1787-1858）の生涯をたどり，Saunders, C. にも多大な影響を与えたその理念がどのように世界各地に伝播したかを追った日本最初の壮大なルポルタージュは一読に値する．

引用文献

1) Kübler-Ross, E.: On Death and Dying, Simon & Schuster / Touchstone, 1969. 川口正吉訳：死ぬ瞬間　死にゆく人々との対話．読売新聞社，東京，1971．／鈴木晶訳：死ぬ瞬間　死とその過程について．読売新聞社，東京，1998，中央公論新社，東京，2001．
2) 平山正実：はじまりの死生学——「ある」ことと「気づく」こと．春秋社，東京，pp. 237-238．2005．
3) Saunders, C.; The Hospice; the living idea．岡村昭彦訳：ホスピス——その理念と運動．雲英書房，東京，2006．
4) 岡村昭彦：ホスピスへの遠い道——現代ホスピスのバックグラウンドを知るために．春秋社，東京，1999．

初 出 一 覧

第1章　医療心理学を通じて培うもの．京都文教大学　臨床心理学部研究報告第2集　pp. 167-177．2010．
第2章　書き下ろし
第3章　書き下ろし
第4章　書き下ろし
第5章　書き下ろし
第6章　書き下ろし
第7章　書き下ろし
第8章　書き下ろし
第9章　「At risk mental State（ARMS）において精神病顕在発症を予防するための臨床心理学的面接法の検討」京都文教大学心理臨床センター　臨床心理研究第15号　pp. 51-61．2013．
第10章　「絶望の淵を歩むとも，自分を見捨てない存在がある　遠藤周作『深い河』」6月増刊号『終末の刻を支える　文学にみる日本人の死生観』pp. 105-108．ターミナルケア，三輪書店，東京，2000．
第11章　書き下ろし
第12章　「金閣寺放火僧における火の意味」京都文教大学心理臨床センター　臨床心理研究第11号　pp. 67-78．2009．
第13章　「マリアとブラックマリア——処女性と大地母神」京都文教大学心理臨床センター　臨床心理研究第14号　pp. 65-75．2012．
第14章　書き下ろし

あとがき

　私たち人類をはじめ，全ての生命体には必ず死が訪れる．人間，動物，植物のみならず，空で毎晩美しく輝く星々にも終焉があり，堅牢な建造物もいつしか風化してしまう．始まりと終わりがあることは生命が宿っていようと，無機質なものであろうと分け隔て無く訪れる自然の摂理とも言えるだろう．

　本書では医療心理学という観点から現代を生きる私たちが向き合っている課題について検討してきた．医療技術の革新的進歩によって私たちは様々な病気や障害から救われると同時に，それが過剰になれば誰のための，何のための治療かわからなくなるという迷路にも迷い込んでしまう．医療を扱う臨床現場も研究領域も病める人を救いたいという純粋な思いが基底にあることは言うまでもないが，医療そのものが莫大な富を生み出す市場経済と密接に結びついていることも事実である．

　アガンベン（Agamben, G.）(2000) は民主主義的な公共性というものはその内部に平等な空間を作り出すだけでなく，「剥き出しの生」と呼ばれる社会的権利を喪失した人々の存在をも内部秩序を保持するためにその外部に作り出すと指摘した．内部秩序を保持するために病者は社会の外部に押し出され，社会的権利を喪失した人々として扱われる場合もある．資本主義の経済運動は，民主主義という形式の元でアガンベンの言うように社会権をもたない剥き出しの生のもとで苦しんでいる人を多数，不可避的に作り出している．よって医療制度に乗らない，あるいは乗れない人は社会から切り捨てられてしまう側面もある．本来，病む人を救うためにある医療が，時として病む人を追い詰める，苦しめる制度として作動してしまう両価性を見過ごしてはならないだろう．

　地球の誕生は約47億年前，地球上に生命が登場してから約34億年が経過していると言われている．34億年前に誕生した原核細胞も，600万年前に霊長類として誕生し，人類として進化した私たちも「生命」という存在としては同格であり，時の流れに身を任せている存在でもある．私は幼稚園から高校までカトリックの学校で教育を受けたことにより，聖書の印象的な箇所が自ずと心に浮

かびあがる．時の意味を考える上で私がいつも思い出す聖書の味わい深い文言をここで読者の皆様にご紹介させていただくこととする．

　天が下のすべての事には季節があり，すべてのわざには時がある．
　生まるるに時があり，　　死ぬるに時があり，
　植えるに時があり，　　　植えたものを抜くに時があり，
　殺すに時があり，　　　　いやすに時があり，
　こわすに時があり，　　　建てるに時があり，
　泣くに時があり，　　　　笑うに時があり，
　悲しむに時があり，　　　踊るに時があり，
　石を投げるに時があり，　石を集めるに時があり，
　抱くに時があり，　　　　抱くことをやめるに時があり，
　捜すに時があり，　　　　失うに時があり，
　保つに時があり，　　　　捨てるに時があり，
　裂くに時があり，　　　　縫うに時があり，
　黙るに時があり，　　　　語るに時があり，
　愛するに時があり，　　　憎むに時があり，
　戦うに時があり，　　　　和らぐに時がある．
　働く者は，その労することにより，なんの益を得るか．
　わたしは神が人の子らに与えて，ほねおらせられる仕事を見た．
　神のなされることは皆その時にかなって美しい．神はまた人の心に永遠を思う思いを授けられた．それでもなお，人は神のなされるわざを始めから終わりまで見きわめることはできない．
　　　　　（旧約聖書　伝道の書（コヘレトの言葉）第3章1節〜11節）

　本書の出版にあたって晃洋書房社長の川東義武様，編集部の井上芳郎様，石風呂春香様に大きなご支援をいただきました．心から感謝申し上げます．また，私の原稿を丁寧に見て下さり，適切なご指摘，ご助言を多数賜った聖隷浜松病院顧問の生田孝先生，いつも温かく見守ってくださっている放送大学名誉教授の滝口俊子先生，上智大学グリーフケア研究所所長の島薗進先生，そして母が亡くなった後，母の分までいつも私を温かく見守り支

えてくれている父・松田慧三，妹・森本真基子，私の心の中で私を支え続けてくれている亡き母・松田美智子に心からの感謝を捧げたいと思います．

　平成28年4月14日

松田真理子

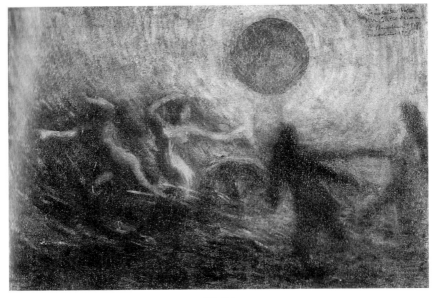

「輪転」
青木繁，1903年

人名索引

⟨アルファベット⟩

Abraham　150
Agamben, G.　185
Amenhotep IV　161
Andersen, H. C.　85
Anna　150
Anselmus Cantuariensis　165
Augustus　151
Bateson, G.　41
Beecher　15
Begg, E.　155
Bierer, J.　29
Bleuler, E.　2, 32, 33
Brown, L.　66
Cameron, D. E.　29
Champman　9, 10
Chiarugi, V.　6
Click, F.　65
Conrad, K.　35-37
Darwin, C. R.　65
Dawkins, R.　65
Descartes, R.　2
Durkheim, E.　84
Eckharts, M.　131, 132
Edards, J.　91
Ellenberger, H. F.　3
Epiphanius　152
Falret, J. P.　47
Father Damien　126
Federn, P.　43
Fenigstein　9
Fierz, H. K.　43
Fordyce　17
Frazer, J.　84
French, P.　93
Freud, S.　7, 43, 160, 161, 167, 168
Fukuyama, F.　87
Galenos　5
MacDonald, G.　87

Goffman, E.　122
Guillaume Postel　166
Gurdon, J.　64
Hansen, A.　120
Hawthorne, N.　123
Hecker, E.　32
Heinrich Cornelius Agrippa von Nettesheim　6
Hippocrates　1, 4, 5, 47
Hume, D.　84
Innocentius VIII　5
Isaac　150
Jasoers, K.　9, 10, 33
Joachim　150
John Paul II　110
Joseph　150, 151
Juan Luís Vives　6
Jung, C. G.　43
Kahlbaum, K. L.　32
Kraines, S. H.　59
Kandel, R. E.　14
Kanner, L.　17
Kläsi, J.　41
Kleinman, A.　122-124
Kraemer, H.　5
Kraepelin, E.　2, 7, 33, 47
Kraus, A.　48, 52
Kreapelin, E.　32
Kretchmer, E.　47, 52
Kübler-Ross, E.　178
Leonardo da Vinci　3
Lidz, T.　40
Luther, M.　163
Matte Blanco, I.　10, 103
McGlashan, T.　93
McGorry, P.　91
Miller, T.　93
Minkowski, E.　33
Moniz, E.　42
Morel, B. A.　32

Morris   15, 20
Morrison, A.   93
Mother Mary Aikenhead   182
Mother Teresa   109
Otto, R.   164
Paracelsus   6
Pascal, B.   131
Pedro Almeida Lima   42
Perry, J. W.   44
Dick, P. K.   86
Pinel, P.   7
Qualls-Corbett, N.   168
Rosengeld, H. A.   43
Saillens, E.   155
Sakel, M.   41
Sara   150
Sarno   18
Saunders, C.   172, 173, 182
Schneider, K.   33
Searles, H. F.   43
Snaith, N. H.   164
Spotnitz, H.   43
Stendhal   135
Sterberg   15, 16
Strauss, S.   9
Sullivan, H. S.   10, 11, 33, 101
Suprenger, J.   5
Tellenbach, H.   47, 52
Tuke, W.   6
Tylor, E.   84
Watson, J. D.   65
Wexler, A.   75
Weyer, J.   6
Wynne, L.   41
Xavier, F.   121, 164
Yung, A.   92
Zilboorg, G.   1, 2

〈ア　行〉

秋元波留夫   2, 32
足利義満   134
荒井章三   161
イエス・キリスト   3, 4, 14, 115, 150
生田孝   59
石田裕   119
内海健   2, 12, 32, 48, 100, 102, 129
宇野舞佑子   93
馬杉宗夫   159, 160
遠藤周作   111
小笠原登   126
岡村昭彦   182
織田尚生   44

〈カ　行〉

加賀乙彦   20
笠原敏雄   18
笠原嘉   9, 10, 48, 55, 56, 101
梶原性全   121
加藤清   101, 112
加藤正明   28
神谷美恵子   125
柄谷行人   161, 162, 167
河合隼雄   3
岸本寛史   14
木村敏   48, 55, 56
窪寺俊之   82
光明皇后   121
小林淳鏡   128, 132, 137, 141, 145, 146
小林秀雄   146
小林啓之   93
コンスタンティヌス帝   162

〈サ　行〉

桜井哲夫（長峰利造）   124
島薗進   81-89
下田光造   47, 52
白川静   82, 88, 129
駿地眞由美   71

〈タ　行〉

滝口俊子   89
竹下節子   150, 153, 154, 165
田中美代子   145, 146, 159
土屋マチ   48

〈ナ　行〉

中井久夫　　31
永井直規　　101
中沢新一　　168
西川伸一　　65
西平直　　82
野崎昭子　　93

〈ハ　行〉

林道倫　　2, 32
林養賢　　128, 132
平山正実　　181
広瀬徹也　　48
福島章　　139
藤縄昭　　9, 10, 101
ヘロデ王　　151

〈マ　行〉

松岡洋夫　　91
松田真理子　　131
松浪克文　　48

松本和紀　　91, 93
松本克彦　　5, 130
マリア　　149
丸田俊彦　　15
三浦百重　　128, 132, 142
三島由紀夫　　96, 102, 128, 140, 143
水上勉　　128
水野雅文　　91-93, 105, 107
宮腰哲生　　93
村上陽一郎　　129, 131, 143
森岡正博　　11, 20

〈ヤ・ラ・ワ行〉

柳宗玄　　157, 158
やなぎやけいこ　　126
山形孝夫　　155, 159
山下潤　　63
山中伸弥　　64
山中康裕　　18
山本俊一　　121
魯迅　　135
和田信　　22

事項索引

〈アルファベット〉

（ヒト）iPS細胞（人工多能性幹細胞）　11
ARMS（At Risk Mental State）　91
CAARMS（Comprehensive Assessment of At-Risk Mental State）　93
CT（Computerized Tomography）　11
DNA（deoxyribonucleic acid）　65
DSM-5（Diagnostic and Statistical Manual of Mental Disorders, 5th Edition）　9, 34
ES細胞（胚性幹細胞）　11, 64
High EE　41
HTP（House-Tree-Person）　28
ICD, ICD-10（国際疾病分類）　8, 34
K式発達検査　28
Locus of Control　101
Low EE　41
MAS（顕在性不安尺度）　28
MMPI　28
MRI（Magnetic Resonance Imaging）　11
ORYGEN Youth Health　91
PRIME-Screen　93
QOL（Quality of Life）　92
SCT　28
TAT　48, 61
TMS（筋緊張症候群）　18
WAIS　28
WHO（世界保健機関）　8, 9, 34, 81
WHO方式がん疼痛治療法　175
WISC　28

〈ア行〉

アートン教　161
（傷ついた）アイデンティティ　72, 100, 122
『赤と黒』　135
『阿Q正伝』　135
悪霊, 悪魔憑き　3, 5
アシュタロテ　158
アットリスク精神状態群（ARMS）　93

アドヒアランス（服薬遵守）　92
アナストロフェ（期）　35, 36
アニミズム　84
アポカリプス（期）　35, 36
アポフェニー（期）　35, 36
アルテミス　158
淡路―岡部氏向性検査　138, 147
アンチスティグマ活動　92
イエズス会　163
イザナギ　131
イザナミ　131
医神アスクレピオス　4
痛み（行動）　15, 17, 18, 20
一次予防　107
一神教　84
1.5次予防　107
一点透視図法　3
遺伝カウンセリング　71
遺伝（形成／性）　49, 71
遺伝的素因と機能低下リスク因子群　93
医療廃棄物（感染性廃棄物）　66
インスリン（ショック療法）　41, 68
陰性症状　35, 38, 39
陰性転移　43
インフォームド・コンセント　25, 174
ウェクスラー・ベルウュー氏法　138
ウェル・ビーイング　8
うつ状態　50
うつ状態分類表　56
うつ病　4, 23
エビデンス（実証的証拠）　22
エピメテウス　129
縁　77
エンドルフィン　19
延命治療　172
黄胆汁　4
オペラント条件付け　17
音楽療法　4

〈カ　行〉

外因性　51
解剖学書　5
解離性障害　23
科学哲学　129
家系図　73
過剰医療　181
家族心理教育　92
葛藤反応型（うつ病）　48, 52
鎌状赤血球症　74, 75
仮面うつ病　23, 50
寛解（期）　38
幹細胞　63, 64
感情障害　33, 47
感情表出 EE　41
還暦　78
緩和ケア　173
器質因性うつ病　177
希死念慮　177
鬼神論　5, 6
偽相互性　41
吃音　138, 140-142, 145
気分障害　47
逆転移　43, 44
逆プラセボ効果（ノシーボ効果）　19
急性期症状　37
境界例　23
狂気　9
『狂人日記』　135
擬陽性　99
強制隔離収容　117
狂躁病　4
強迫性障害　23
行旅死亡人　79
キリシタン　121
『金閣寺』　140, 141
緊張（型／病）　32, 39
グノーシス主義　154
栗生楽泉園　124
苦しみ　20
グレートマザー　166, 167
クロルプロマジン　42

クローン（人間／羊ドリー）　64, 67, 68
経口投与　175
芸術療法　4
軽躁（状態）　48, 53
ゲート・コントロール理論　16
血液　4
ゲノム　75
ケモシ神　164
原核細胞　83
言語新作　34, 37
原罪　130
顕在発症　91
現象学的方法　33
現代型うつ　48
幻聴　12, 33, 34
行為心迫　51
抗うつ薬　54
抗がん剤　171
抗精神病薬　42, 99
交代精神病　47
公認心理師　28
業病　120, 125
高齢者　78
国際疼痛学会 IASP　14
国際早期精神病協会　92
黒胆汁　4, 47
国立療養所長島愛生園　125
『古事記』　130
5段階説　178
固定化期　35
古典的条件付け　18
孤独死　76
言葉のサラダ　37
コメディカルスタッフ　29
コラージュ　4

〈サ　行〉

「最後の晩餐」　3
再生医学，再生医療　11, 63, 64, 68, 81
臍帯血　64
財団法人日本臨床心理士資格認定協会　28
サイボーグ技術　81
作業療法士　29

作為体験　34
サルペトリエール病院　7
三者関係　39
残遺型統合失調症　38
残遺状態　35
三位一体（説）　152, 168
自我漏洩症状　37, 101
思考化声，考想化声　33, 34, 36
思考奪取，考想奪取　33
思考伝播，考想伝播　33, 34, 36
思考吹入，考想吹入　34, 36
自己決定　75
自殺　49
施設症　29
持続睡眠療法　41
持続生残細胞　119
四大　131
疾患　8
疾病利得　23, 58
質問紙法　28
自閉　33
社会生活技能訓練　92
社会的孤立　34
若年型　39
宗教改革　163
十字架刑　151
修正型通電療法　42
執着気質　47, 52
シュープ　45
終末期（ターミナル）　172, 175
自由連想法　43
受精卵　66
受胎告知　152
出生前診断　71, 73, 89
受肉の神学　163
シュメール文化　153
腫瘍マーカー　171
循環性格，循環気質　47, 52
ジョイニング　43
障害　8
障害調整生存年　DALY　63
昇華相　178
状況因　51

常染色体不完全優性遺伝　74
初回精神病エピソード　92
初回面接　55
徐核未受精卵　66
初期症状　37
「死を待つ人の家」　110
心因性　51
真核細胞　83
進化論　65
神経症　7
神経伝達物質　49
神経症性うつ病（抑うつ神経症）　52
心身症　27
心身二元論　2
心神耗弱　139
真正妄想（一次妄想）　9
心臓死　66
神殿娼婦　168
人肉喰い　113
人物画　28
親友（cham）　101
心理療法　25, 28, 43
スキゾフレニー　2, 32
スティグマ　122, 123
スパゲッティ症候群　173
スピリチュアル，スピリチュアリティ　8, 82, 83, 86
聖画像破壊運動（イコノクラスト）　162
生活指導療法　42
聖クリストファー・ホスピス　172
生後堕胎　86
精子バンク　67
聖書外典　150
生殖医療，生殖工学　66, 69
生殖細胞　83
精神運動興奮　51
精神鑑定　128, 138
精神錯乱　4
精神病後抑うつ　38
精神分裂病　2, 31-33
聖像崇拝禁止令　159
生存者の負い目　73
聖杯伝説　165

生命の質（QOL）　172
生命倫理　89
セクシャリティ　83
接枝破瓜病　40
接触呪術　84
摂食障害　166
セルフ　44
前駆期（症状評価尺度）　91, 93
前駆症状（群クライテリア）　94, 99, 104
洗浄強迫　167
全人的ケア，全人的医療　22, 179
占星術　6
前精神病期　92
先端医療　63
前頭葉切截述　42
潜伏期間　119
潜伏性統合失調症　40
選民思想　151
せん妄　176, 177
躁うつ病　7, 23, 47
早期介入　107
早期精神病予防・介入センター　91
早期発見・早期治療　11
双極（Ⅱ型障害／型）　49, 48
双極性（及関連障害／スペクトラム）　48, 47
総合診療　22, 23
葬式躁病　52
躁状態　51
早朝覚醒　50-52, 177
躁的防衛　54
早発（性）痴呆（ディメンチア・プレコックス）　2, 7, 32, 33
ソーシャルワーカー　28, 29
措置入院　128, 139
疎通性（ラポール）　24

〈タ　行〉

ターミナルケア　172, 173
体液　4
体外受精児　66
体感幻覚　23
退行相　178
体細胞　83
対称の原理　10, 104
対人葛藤　53
代理母（出産）　67, 66
多細胞生物　83
多神教（的世界）　3, 84
タブー　3
ダブルバインド・セオリー　41
単為生殖　66
短期間欠性精神病症状群　93
単極型　49
単純型　40
ダンス療法　4
秩序愛（秩序志向性）　52
チャームンダー　114
チャムシップ　10
中間期　37
中空構造　3
中絶胎児　64
兆候空間優位性　31
超ハイリスク　92
治療構造　23
痛覚　15, 16
デイケア　28, 29
訂正離婚率　78
テオトコス　152
デザイナーベビー　67
テスター　28
テストバッテリー　28
転移神経症　43
転移精神病　43
てんかん　42
転換性障害　23
電気ショック療法　42
天刑病　120
投影性同一視　43
投影法　28
東京多摩全生園　117
統合失調症　2, 23, 31-33
統合失調症後抑うつ　40
統合失調症の4つのA　33
糖尿病　68
逃避型抑うつ　48

東洋医学　5, 130
トーテミズム　84
ドーパミン（仮説）　40, 68
ドッジ・ライン　140
ドルイド　159, 160
トレマ（期）　35, 36
『頓医鈔』　121

〈ナ　行〉

内因性（うつ病／精神病）　32, 40, 51, 177
ナイトケア　28, 29
荷おろしうつ病　52
二次障害　49
二次的疾病利得　18
二者関係　39
二重見当識　37
二重螺旋構造　65
二次予防　107
二大精神疾患概念　7
日内変動　50, 52
『日本書紀』　121
日本心身医学会　27
「人魚姫」　85
人間同一種仮説　10
認知行動療法　25, 92
ヌミノーゼ　164
粘液　4
脳死　66
脳内モノアミン仮説　49

〈ハ　行〉

パーキンソン病　68
胚　85
バウムテスト　28
破瓜型，破瓜病　32, 39
発達検査　28
発病年齢　35, 49
発病前診断　72
バビロン捕囚　161
パラダイム　26
ハロペリドール　42
晩期寛解　38
『パンセ』　131

ハンセン病　114, 117
ハンチントン（舞踏）病　76, 79
反応性うつ病　177
悲哀不能　50
被影響体験　33
被害関係念慮　27, 102, 103
微弱な陽性症状群　92
微小妄想　50
ビセートル病院　7
被注察感　102
非定型抗精神病薬　92
ヒトゲノム計画　65
『緋文字』　123
描画テスト　28
病前期　92
病的遺伝子　74
病名告知　178
不安神経症　23
風景構成法　28
「風倒木」　124, 125
夫婦間の不和　40
不可触民（アウトカースト，アンタッチャブル）　123
複数神　3
不顕性感染　120
普通離婚率　77
プラセボ（偽薬）　18, 19
ブラックマリア　149, 155, 167, 168
プロメテウス　129, 130
分化万能性　64
分裂病　31
ヘテロ接合型　74
ヘパイストス　130
ヘラクレス　130
ヘルコバクターピロリ　17
保因者診断　72
母子家庭　77
星と波テスト　28
母神ニンシキルラ　153
ホスピスケア　173
ホモ接合型　74

〈マ 行〉

マグダラのマリア　156, 157
魔女狩り　5, 163
『魔女の槌』　5
『マタイ伝』　149
末梢神経　119
幻肢痛　15
幻声　34, 36
マラリア　74
マリア被昇天　154
『マルコ伝』　149
慢性肉芽腫性病変　119
未熟型うつ　48
ミトコンドリア　67, 83
南氏等翻案ウェクスラー・ベルウュー知能診断法　147
無意識　7
無縁社会　71, 76, 79
剥き出しの生　185
無原罪受胎　154
無痛（症／文明）　11, 17, 20
女神イシュタール　153
女神イナンナ　153
メランコリー親和型　48, 52
妄想（型／知覚／的観念（二次妄想））　9, 33, 36, 37, 40
モーセ　161
模倣呪術　84
森田療法　25
モルヒネ　175

〈ヤ 行〉

ヤーキス氏成人智能検査（法）　138, 146
薬剤性うつ　53
薬物療法　25, 42
役割との過剰な同一化　52
ヤハウェ　164
山中ファクター　64
唯一神　3
優生思想　89, 126
有病率　35, 49
陽性症状　38
陽性転移　43
ヨーク静養所　6
抑圧　43
抑うつ障害・うつ病性障害　47
『ヨハネ伝』　149
四体液説　47

〈ラ 行〉

らい（菌／反応／病／予防法）　117, 119, 120, 125
卵子バンク　67
利己的遺伝子　65
両価性　33
了解と説明　33
臨界期　38, 92
臨床遺伝専門医　72
臨床心理士　22, 28
輪廻転生　111
『ルカ伝』　149
『令義解』　121
霊性　82
レボメプロマジン　42
錬金術　6
連合の障害　33
蝋屈症　34
老人人口比率　78
ロールシャッハ（検査／テスト）　28, 48, 138, 147
鹿苑寺舎利殿（金閣）　128

《著者紹介》

松田真理子（まつだ　まりこ）

兵庫県神戸市生まれ．
聖心女子大学付属小林聖心女子学院小・中・高等学校卒業．
早稲田大学第一文学部卒業後，三菱商事，西村総合法律事務所勤務を経て1998年に京都文教大学人間学部（現・臨床心理学部）に編入学．
2005年3月　京都文教大学大学院臨床心理学研究科博士後期課程修了．博士（臨床心理学）．
2005年4月　京都文教大学専任講師．
現在，京都文教大学臨床心理学部・大学院臨床心理学研究科教授．心理臨床センター長・学生相談室長　公認心理師，臨床心理士．
専門領域は医療心理学，臨床心理学，病跡学．
臨床現場として私立高等学校スクールカウンセラー，精神科病院非常勤心理士．

主要業績

2004年9月　日本心理臨床学会奨励賞受賞
2018年6月　日本病跡学会奨励賞受賞
2020年4月　京都文教大学ともいき文化賞受賞
『統合失調症者のヌミノース体験――臨床心理学的アプローチ』（単著，創元社，2006年）
『医療心理学を考える―カウンセリングと医療の実践』（単著，晃洋書房，2016年）
『芸術と文学の精神世界―病跡学的視点から』（単著，晃洋書房，2018年）

医療心理学を考える
――カウンセリングと医療の実践――

2016年8月10日　初版第1刷発行
2023年4月15日　初版第3刷発行　　＊定価はカバーに表示してあります

著　者　　松　田　真理子 ©
発行者　　萩　原　淳　平
印刷者　　江　戸　孝　典

発行所　株式会社　晃　洋　書　房
〒615-0026　京都市右京区西院北矢掛町7番地
電話　075(312)0788番(代)
振替口座　01040-6-32280

ISBN978-4-7710-2750-3　　印刷・製本　共同印刷工業㈱

JCOPY　〈(社)出版者著作権管理機構　委託出版物〉

本書の無断複写は著作権法上での例外を除き禁じられています．複写される場合は，そのつど事前に，(社)出版者著作権管理機構（電話 03-5244-5088, FAX 03-5244-5089, e-mail: info@jcopy.or.jp）の許諾を得てください．